尘肺病

中医康复技术手册

王慧娟　王明航　主编

全国百佳图书出版单位
中国中医药出版社
·北京·

图书在版编目（CIP）数据

尘肺病中医康复技术手册 / 王慧娟，王明航主编．

北京：中国中医药出版社，2025. 4（2025.10 重印）

ISBN 978-7-5132-9282-5

Ⅰ. R256.109.1-62

中国国家版本馆 CIP 数据核字第 2025CY4807 号

中国中医药出版社出版

北京经济技术开发区科创十三街 31 号院二区 8 号楼

邮政编码　100176

传真　010-64405721

北京盛通印刷股份有限公司印刷

各地新华书店经销

开本 710×1000　1/16　印张 11.25　字数 156 千字

2025 年 4 月第 1 版　2025 年 10 月第 2 次印刷

书号　ISBN 978-7-5132-9282-5

定价　42.00 元

网址　www.cptcm.com

服 务 热 线　010-64405510

购 书 热 线　010-89535836

维 权 打 假　010-64405753

微信服务号　zgzyycbs

微商城网址　https://kdt.im/LIdUGr

官 方 微 博　http://e.weibo.com/cptcm

天猫旗舰店网址　https://zgzyycbs.tmall.com

如有印装质量问题请与本社出版部联系（010-64405510）
版权专有　侵权必究

《尘肺病中医康复技术手册》
编 委 会

主 审　李建生

主 编　王慧娟　王明航

副主编　汪 铮　赵虎雷　邱诗宝

编 委　（以姓氏笔画为序）

王永杰　王明航　王慧娟　王燕芳

牛玉格　牛晓磊　邓小峰　刘 豹

刘军营　李 彬　李二贤　杨 宁

杨秦梅　邱诗宝　谷 静　汪 铮

张小颜　张丽娜　张高丽　赵虎雷

赵润杨　郭迎树　崔红霞　程瑞丽

曾德铭　樊孟飞　魏晓勤

内容提要

SYNOPSIS

　　截至 2024 年，我国已建成约 829 家尘肺病康复站。为满足基层尘肺病患者的康复诊疗需求，编者团队通过对康复站调研，结合自身临床经验，针对站点工作实际，精心编写了这本《尘肺病中医康复技术手册》。本书内容包括尘肺病的基础知识、中医康复治疗技术、中西医护理方法及健康管理原则，能够满足基层康复站医、护、技人员的工作需要。书中系统地介绍了尘肺病的中医康复治疗技术，这些技术简单、实用、安全、有效，同时它们也适用于其他慢性呼吸系统疾病。此外，书中介绍的中医药膳及呼吸导引操，是尘肺病及其他慢性呼吸系统疾病患者居家康复的有效辅助手段。因此本书也可作为尘肺病及其他慢性呼吸系统疾病患者阅读的科普书。

前 言
FOREWORD

在孕育生命的大地上，泥土与种子，仿佛是自然界的两个隐喻：一为坚实的承载，一为希望的繁衍。当两者结合，便构成了生命的无限可能。《尘肺病中医康复技术手册》的诞生，就像一棵树的生长一样，扎根于深厚的泥土，汲取着丰富的养分，氤氲而生。

本书的出现是"先有了泥土，然后才有了种子"的。

首先是国家的重视，为这片泥土增添了厚重的养分。2019年7月，国家卫生健康委员会等10部门联合制订了《尘肺病防治攻坚行动方案》，提出坚持以人民健康为中心，贯彻预防为主、防治结合的方针。该方案要求，建立完善国家、省、地市、县四级支撑网络，进一步整合各级职业病防治院所、疾控中心和医疗卫生机构的资源和力量，加强基层尘肺病诊治康复能力建设。该方案发布后，各地按照要求，在尘肺病患者相对集中的乡（镇）卫生院建设尘肺病康复站。截至2024年，我国已建约829家尘肺病康复站，累计提供康复服务约120万人次。部分康复站的建设标准中明确提出，康复站要能提供一组实用的中医药康复技术。编者团队通过调研发现，能够提供多样化中医康复治疗项目的站点，尘肺病患者的治疗参与度及满意度更高。本书就是在这样的背景下应运而生的。

第七批全国老中医药专家学术经验继承工作指导老师、河南中医药大学李建生教授及其团队，为这片泥土注入了灵魂。李建生教授团队在中医肺病的康复治疗研究方面，尤其在"舒肺贴""益肺灸"及"呼吸导引操"等多个中医康复治疗项目的研究方面积累了丰富的经验，这些技术目前已广泛应用于临床。同时，李建生教授团队发表的"尘肺病中医辨证治疗概要"一文，以及牵头制订的《尘肺病中医证候诊断标准》，解决了尘肺病一直以来没有系统的中医诊断标准的问题。《尘肺病中医康复技术手册》系第七批全国名老中医药专家学术经验继承工作的相关内容之一，其中中医适宜技术辨证施治的部分，是以李建生教授团队编制的尘肺病中医辨证分型的具体内容为蓝本编撰而成的。可以说，本书的诞生，既沐浴着国家政策的阳光雨露，又扎根在李建生教授团队多年的临床经验及科研成果的沃土里，最终定能绽放出独特的魅力与价值。

国家卫生健康委员会发布的《2022年我国卫生健康事业发展统计公报》显示，2022年全国共报告各类职业病新病例11108例，其中职业性尘肺病及其他呼吸系统疾病7615例（其中职业性尘肺病7577例），2022年全国因尘肺病死亡9613例。在我国，每发生1例尘肺病，将造成直接与间接经济损失约224.8万元，凸显出尘肺病所带来的长期且严重的疾病负担。因此，尘肺病仍是目前我国职业病防治的重点。如今国内外缺乏针对尘肺病纤维化有效的治疗药物和措施，这不仅给患者个人带来巨大的身心痛苦，也给家庭、社会带来了沉重的负担。中医以其独特的理论体系和丰富的临床经验，在防治尘肺病的道路上勇于探索。编者深知医术之精进永无止境，因此不断钻研、总结，致力于挖掘中医的潜力，希冀为尘肺病患者提供更多的康复治疗手段。正是在这样的背景下，编者编写《尘肺病中医康复技术手册》的初衷得以萌生。

本书编者团队一直从事尘肺病的中医康复治疗研究、基层尘肺病康复站技术指导及专业技术人员培训工作。基层康复站的专业技术人员是尘肺病患者康复治疗的重要力量。编者团队通过多次调研，发现他们急需快速掌握一套"易学、好用"的适用于尘肺病的中医康复治疗技术。这种迫切的需求，让种子在土壤中找到了生长的方向，努力向上，向着阳光生长。

更早的时候，编者曾阅读由张伯礼院士组织编写的一套《中医适宜技术操作入门丛书》，内容紧贴临床、图文并茂，非常实用。书中的经验和智慧，成为种子的养分，为其生根发芽提供了源源不断的动力。最终，团队将对医术的追求、对患者的关怀、对中医的传承，以及对前辈的学习与追随，化作一颗颗饱满的种子，深埋于心底。

　　本书是编者团队4年来，通过康复站调研、结合临床经验，针对站点具体工作实际，编写的一本简单、实用、安全、有效的尘肺病康复中医适宜技术手册。其中，总论部分提纲挈领地介绍了尘肺病的概念、分类及与尘肺病相关的解剖知识。"无评估不康复"，因此，书中还详细说明了目前临床常用的尘肺病评估内容。各论部分不仅重点介绍了尘肺病的中医证候分型，还详细阐述了在临床实践中疗效确切、广受好评的中医康复治疗技术，图文并茂，简单明了，突出操作细节，并举例说明，贴合临床，便于学习。此外，本书还特别强调了尘肺病中医辨证施护的原则和方式方法。

　　本书全方位地论述了尘肺病的中医康复治疗、护理及尘肺病的健康管理等内容，能够满足基层康复站医、护、技人员的工作需要。同时，本书介绍的中医康复治疗技术，也适用于慢性阻塞性肺疾病及间质性肺疾病等呼吸系统疾病的中医康复治疗。尘肺病康复站可借助已建成的尘肺病康复服务能力，开展呼吸系统疾病的康复治疗，并不断扩展基层医疗服务范畴，促进尘肺病康复站可持续发展。此外，书中的中医药膳及呼吸导引操也适用于尘肺病患者及其他慢性呼吸系统疾病进行居家康复。因此，本书也可作为尘肺病及其他慢性呼吸系统疾病患者的科普书。

　　治愈尘肺病并非一蹴而就，它需要全社会共同努力，提高对尘肺病的认识和重视程度。编者希望，本书能引起广大基层卫生专业技术人员，尤其是从事肺康复的医疗人员的关注，为更多的患者带去福音。我们也期待更多的研究者和医师能够加入肺康复的研究行列，深入探索尘肺病的治疗方法，共同为尘肺病患者带来更好的康复方案，为守护劳动者的健康不懈努力。

由于时间仓促，书中必有不足之处，希望读者提出宝贵意见。让我们携手共进，为尘肺病康复治疗新技术的研究添砖加瓦！

编委会

2024 年 10 月

目 录
CONTENTS

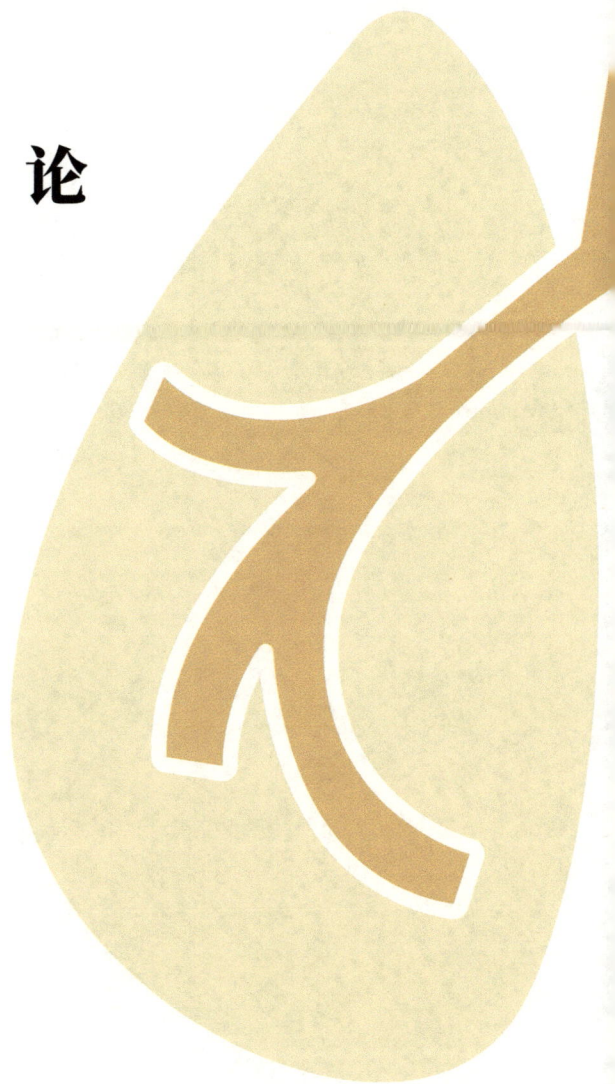

总 论

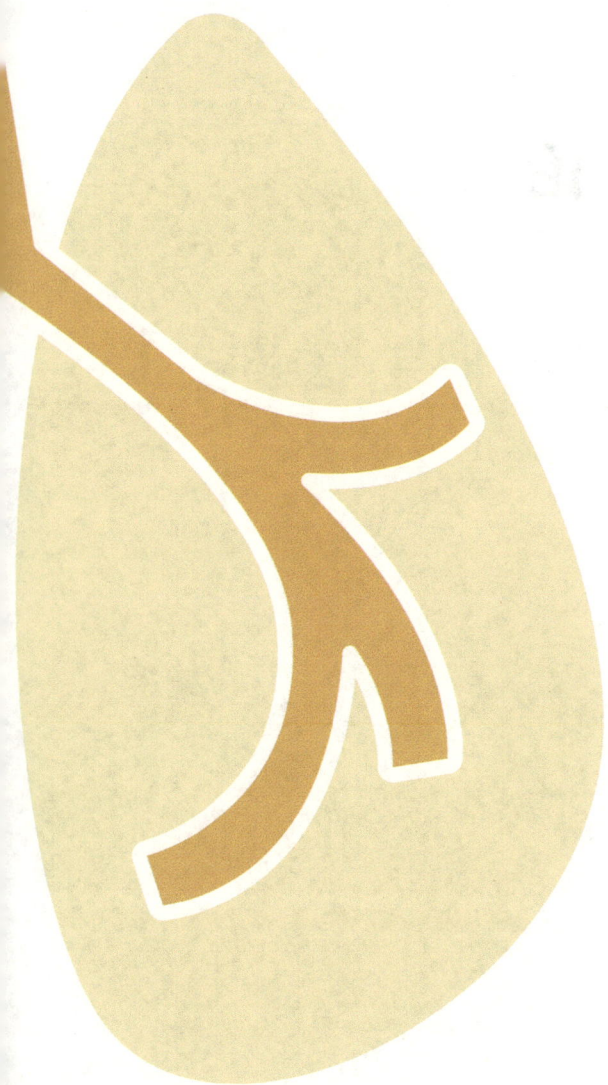

第一章

尘肺病概述

第一节　尘肺病的概念

一、尘肺病的病因、症状与诊断

尘肺病是一种严重的职业病。国家职业卫生标准 GBZ 70—2015《职业性尘肺病的诊断》明确指出，尘肺病（pneumoconiosis）是在职业活动中长期吸入生产性矿物性粉尘并在肺内潴留而引起的以肺组织弥漫性纤维化为主的疾病。国际劳工组织（ILO）将尘肺定义为粉尘在肺内的蓄积和组织对粉尘存在的反应。

长期吸入生产性粉尘是尘肺病的主要病因。这些粉尘包括硅尘、煤尘、石棉等，来源于各种行业，如采矿、冶金、建筑、纺织等。在采矿行业中，矿石的开采和加工过程中会产生大量的粉尘；在建筑行业中，建筑材料的使用和加工过程中也会产生大量的粉尘。这些均可导致尘肺病高发。

尘肺病是一种慢性疾病，其发展过程可以长达数年甚至数十年。在这个过程中，肺部组织逐渐发生纤维化病变，使肺失去正常功能。这个过程是不可逆的，一旦发生，尘肺病的症状和病变都会持续存在，并可能逐渐加重。

尘肺病的症状主要包括咳嗽、咳痰、气短、胸闷、胸痛等。在早期，尘肺病的症状可能较轻，但随着病情的发展，症状可能逐渐加重，影响患者的生活质量。

诊断尘肺病的主要方法是进行影像学检查，如 X 射线和 CT 等。通过这些检查，医生可以观察肺部纤维化病灶的情况，进而判断病情的严重程度。此外，医生还可以通过询问患者的职业史、症状表现及进行体格检查等方法来辅助诊断。

二、产生尘肺的主要行业及工种

采矿行业：各种金属矿山的开采、煤矿的掘井和采煤及其他非金属矿山的开采，包括凿岩、爆破、支柱、运输等。

金属冶炼行业：矿石的粉碎、筛分和运输。

机械制造行业：铸造的配砂、造型，铸件的清砂、喷砂及电焊作业。

建筑材料行业：耐火材料、玻璃、水泥、石料生产中的开采、破碎、碾磨、筛选、拌料等。石棉的开采、运输和纺织。公路、铁路、水利、水电建设中的开凿隧道、爆破等。

三、尘肺病的分类

尘肺病是由于长期吸入生产性粉尘引起的。我国的《职业病分类和目录》中所列出的尘肺病共有 13 类，分别对应不同的工种或不同种类的粉尘。因粉尘种类不同或者其中的游离二氧化硅含量不同，所以尘肺病的种类亦不同。这 13 类尘肺病分别为矽肺、煤工尘肺、石墨尘肺、碳黑尘肺、石棉肺、滑石尘肺、水泥尘肺、云母尘肺、陶工尘肺、铝尘肺、电焊工尘肺、铸工尘肺及根据《尘肺病诊断标准》和《尘肺病理诊断标准》可以诊断的其他尘肺病。

第二节 尘肺病的诊断原则及分期

一、尘肺病的诊断原则

GBZ 70—2015《职业性尘肺病的诊断》中对尘肺病的诊断原则做出规定，根据可靠的生产性矿物性粉尘接触史，以技术质量合格的 X 射线高千伏或数字化摄影（DR）后前位胸片为主要依据，结合工作场所职业卫生学、尘肺流行病学调查资料和职业健康监护资料，参考临床表现和实验室检查，排除其他肺部疾病后，对照尘肺病诊断标准片，方可诊断尘肺病。

劳动者临床表现和实验室检查符合尘肺病的特征，没有证据否定其与接触粉尘之间必然联系的，应当诊断为尘肺病。根据《中华职业医学》尘肺病诊断标准释义，排除其他类似肺部疾病就是要求在诊断尘肺病时做好鉴别，因此尘肺病尚需与肺结核、肺癌、间质性肺疾病、结节病、过敏性肺炎、肺含铁血黄素沉着症、肺泡微石症、组织胞浆菌病等相鉴别。

二、尘肺病的分期

目前，尘肺病的诊断分期主要对照尘肺病标准片进行划分，具体分为尘肺壹期、尘肺贰期及尘肺叁期。分期标准可以参照 GBZ 70—2015《职业性尘肺病的诊断》相关内容。

第三节 尘肺病的发病及临床表现

一、发病机制及病理

1.发病机制

粉尘在呼吸道的不同部位被截留和沉积方式有所不同。一般大于10μm的尘粒大多被阻留在鼻腔和较大气道内，空气动力学直径小于10μm且大于2μm的尘粒可在气流转折时冲击黏附到黏膜表面，直径小于2μm的尘粒以重力沉降方式沉积在中、小气道及肺泡内，直径小于0.5μm的细小微粒在空气中呈布朗运动，可在肺泡内因弥散作用而接触沉降在肺泡，也可随呼吸排出肺外。进入支气管肺泡的粉尘及吞噬粉尘的巨噬细胞能够被肺泡的张弛运动排入呼吸气道和传导气道，通过气道表面的黏液纤毛系统转运至喉，引起咳嗽反射排出体外。粉尘从肺内排出需要100天以上，甚至数年。未能从呼吸道排出的粉尘，大部分由肺泡巨噬细胞吞噬，主要淤积在肺泡、肺内淋巴管、支气管肺门淋巴结，促使肺纤维化形成；少部分由淋巴管带入血液循环，由肾脏经泌尿系统排出，或分布于其他器官，如肝脏、肾脏等。尘肺发病的确切机制尚不明确。淤积在肺组织的粉尘可能通过以下3条路径促进肺纤维化的发生。

（1）巨噬细胞通过"吞尘→崩解→再吞尘"的循环，引发肺组织炎症因子暴发。在巨噬细胞崩解的过程中，释放大量的炎症因子，这些炎症因子在肺纤维化过程中起到重要作用。

（2）肺泡上皮细胞间质转化，失去正常肺泡上皮细胞结构，并脱离原有位置，使肺泡失去气体交换功能。

（3）肺基质重构，不断处于"损伤→修复→再损伤"的循环之中。在粉尘的刺激下，局部细胞因子反应促进成纤维细胞不断向肌成纤维细胞转化，使基质的"修复、降解"平衡被破坏，导致肺纤维化的发生。

2. 尘肺病的基本病理改变

尘肺病因的异质性，使不同种类粉尘导致的肺纤维化种类亦不同，但其具有的基本病理改变相同：①尘肺结节；②尘性弥漫性纤维化；③尘斑及尘斑气肿（常伴灶周肺气肿）；④尘性块状纤维化；⑤粉尘性反应。

因此，在尘肺的发病过程中，巨噬细胞引起的炎症反应、肺泡上皮细胞的损伤、肺基质纤维化是3个核心环节。

二、症状及体征

尘肺病起病隐匿，临床表现与生产环境中接触的粉尘性质、浓度，暴露时间和累积暴露剂量，防护措施，以及个体体质有关。患者从接触粉尘开始，到出现咳嗽、咳痰、气喘等症状，短则3～5年，长则30～50年。咳嗽、咳痰是患者的原生症状，是粉尘引起支气管肺泡炎症的表现；当患者肺功能损失量达到阈值后，即出现气喘、胸闷等症状；由于粉尘随淋巴管逆引流至胸膜，患者常有胸痛症状，且多伴随终生。随着尘肺的病程进展，肺功能损害加重，患者逐渐表现出运动耐力下降。随着尘肺并发症的出现，患者还可能出现肺结核、肺癌、胸膜间皮瘤、自身免疫性疾病的相关症状。

尘肺病的体征通常表现为以下几点：①肺气肿体征，如逐渐出现桶状胸、肋间隙增宽等表现；②并发右心功能不全体征，如肺动脉高压（PAH）、颈静脉怒张、肝颈反流征阳性、下肢凹陷性水肿等；③并发呼吸功能不全体征，如发绀、球结膜水肿、呼吸节律紊乱等。

三、影像学表现

X射线高千伏或数字化摄影（DR）后前位胸片不仅能够明确病变的存在，还可以显示病变的范围和分布，是尘肺病诊断的主要依据。尘肺病X射线胸片的基本表现为小阴影、大阴影和胸膜病变。高分辨率CT

（HRCT）检查对早期尘肺小阴影显示有更高的敏感性和特异性（普通 CT 是 HRCT 的早期版本），能够检出直径 < 1.5mm 的小阴影，在显示矽肺、煤工尘肺、石棉肺的肺实质、气道和胸膜改变优于高千伏胸片。但目前我国仍以高千伏胸片作为诊断的主要依据，HRCT 仅作为参考。具体诊断标准参见 GBZ 70—2015《职业性尘肺病的诊断》。

四、肺功能的损害及治疗

粉尘在肺内累积量对肺通气功能、换气功能和运动肺功能都有影响，存在剂量－反应关系，主要反映在两个方面。

一是随着尘肺病期别的增加，肺功能损害加重，并且随着接尘工龄增加，肺功能异常率亦相应增高。

二是不同性质的粉尘引起肺功能损害具有各自特点：煤工尘肺在早期以阻塞性肺通气功能损害为主，随着病情进展，出现混合性损害；矽肺患者以混合性通气功能损害为主，部分患者可出现限制性肺通气功能障碍；石棉肺以限制性肺通气功能障碍为主。而运动肺功能中最大氧耗量（VO_2max）随尘肺病期别的增加而下降，并与呼吸困难程度相关。

虽然尘肺病早期多无明显的症状、体征，对肺功能影响小，但由于尘肺病是一种慢性进展性疾病，肺部损伤会不断累积，所以尘肺病患者即使脱离粉尘接触环境，病情仍会逐渐加重，严重者甚至会出现呼吸衰竭等症状。

尘肺病目前尚无根治的办法，我国学者多年来研究了数种潜在治疗药物，虽然在临床试用中初步显示出减轻症状、延缓病情进展的效果，但其确切疗效仍有待继续观察和评估。大容量肺灌洗也存在术中、术后出现并发症的风险，且远期疗效有待观察研究。因此，当前治疗尘肺病的主要方式，是在积极预防的同时，结合中西医康复技术对患者进行综合治疗。治疗目标是在原有影像学改变的基础上，减轻患者症状，延缓病情进展，延长患者寿命及提高患者生活质量。

近年来，国内多项研究显示，穴位贴敷、督灸、拔罐等中医适宜技术能够调节机体的免疫因子，减少尘肺病患者的年度感染次数，改善患者肺功能，提高患者运动耐力及生活质量。因此，本书旨在通过详尽阐述多种针对尘肺病治疗的中医适宜技术操作规范，优化其操作流程，让阅读本书的基层康复站专业技术人员能够"看得懂、学得会、用得上"，将这些中医适宜技术真正运用到康复站的日常治疗中去。

第二章

尘肺病康复治疗基础知识

尘肺病康复治疗是通过多种治疗手段，对呼吸模式及呼吸相关肌群进行干预，同时通过刺激相应经络上的穴位，达到提高呼吸效率、改善症状、提高患者生活质量、延长患者生存期的目的。因此，我们不仅需要掌握呼吸肌的解剖结构、正常呼吸运动及呼吸形式等基础知识，还需要掌握与尘肺病相关的经络穴位，通过辨证选穴选择相应的中医适宜技术进行治疗。

第一节 呼吸运动基础知识

一、呼吸肌

呼吸肌分为主要吸气肌、呼气肌及辅助呼吸肌。其中主要吸气肌为膈肌与肋间外肌，呼气肌为腹肌与肋间内肌，辅助呼吸肌为胸锁乳突肌、胸肌、斜角肌、斜方肌等。

1. 膈肌

起点：腰部、肋骨部与胸骨部（以下统称为外周）。腰部起于第 2～3 腰椎前面和第 1 腰椎横突；肋骨部起于下位 6 肋内面；胸骨部起于剑突后面，较薄弱。

止点：中心腱（以下统称中心）。

膈肌收缩：①两端固定时，膈肌收缩下移，腹内压升高，腹部的前壁与侧壁同时向外隆起，而非单纯前壁隆起；②中心固定时，膈肌带动肋骨部与胸骨部（下胸廓）向外向上运动。

2. 肋间外肌

起点：上位肋骨下缘。

止点：下位肋骨上缘。

肋间外肌收缩：胸廓向外向上运动，增加胸腔内容积，胸膜腔内压减少，产生吸气。

3. 肋间内肌

起点：下位肋骨上缘。

止点：上位肋骨下缘。

肋间内肌收缩：胸廓回缩，与肋间外肌收缩时相反，减少胸腔内容积，胸膜腔内压增高，产生呼气。

4. 腹肌（腹直肌）

起点：耻骨上缘。

止点：第 5～7 肋软骨前面和胸骨剑突。

腹直肌收缩：①上固定：腹部收紧，腹内压升高，辅助膈肌上抬，胸腔容积减少，产生呼气；②下固定：下胸廓回缩，胸腔容积减少，胸膜腔内压增高，产生呼气。

腹内、外斜肌与腹直肌类似。

5. 胸锁乳突肌

起点：胸骨柄前面和锁骨胸骨端。

止点：颞骨乳突。

胸锁乳突肌收缩：远端固定，胸锁乳突肌带动前胸壁产生向前向上运动，增加胸腔内容积，胸膜腔内压减少，产生吸气。

6. 胸肌（胸小肌）

起点：第 3～5 肋的前面。

止点：肩胛骨喙突。

胸小肌收缩：上固定时，上胸廓向前向上运动，增加胸腔内容积，胸膜腔内压减少，产生吸气。

7. 斜角肌（前斜角肌）

起点：第 3～6 颈椎横突前结节。

止点：第 1 肋骨斜角肌结节。

前斜角肌收缩：上固定时，上提第 1 肋，增加胸腔内容积，胸膜腔内压减少，产生吸气。

8. 斜方肌

起点：枕外隆凸，上项线，项韧带，第 7 颈椎及全部胸椎棘突。

止点：锁骨外侧 1/3，肩峰，肩胛骨。

斜方肌收缩：将下腭向前推进，使得胸廓扩张，从而增加肺部容积，促进氧气的吸入。

二、正常呼吸运动

肺内压与大气压的压力差是正常呼吸运动的直接动力。呼吸肌收缩与舒张是呼吸运动的原动力。

平静吸气时，吸气肌收缩，胸腔容积增大，肺内压减小，此时肺内压小于大气压。随着空气进入肺部，肺内压逐渐上升。当肺内压上升至与大气压相等时，空气停止进入肺部，此时为吸气末。在吸气末，未进入呼气阶段时，吸气肌处于收缩状态。当吸气肌舒张时，进入呼气阶段。平静呼气时，吸气肌舒张，在胸肺弹性回缩力的作用下，胸肺逐渐回缩，肺内压逐渐升高，此时肺内压大于大气压。随着空气从肺部排出，肺内压逐渐降低。当肺内压等于大气压时，空气停止从肺部排出，此时为呼气末。简而言之，平静呼吸时，在吸气末或呼气末，肺内压与大气压相等。

三、呼吸肌与呼吸形式

平静呼吸时，通过吸气肌（膈肌及肋间外肌）的收缩和舒张来产生吸气和呼气。呼气是一个被动的过程，不需要呼气肌主动收缩，而是依靠胸、肺弹性回缩力来增加肺内压，从而使空气排出。辅助呼吸肌与呼气肌主动收缩有 3 个条件：①呼吸阻力增加；②呼吸深度增加；③呼吸速度增加。

不同呼吸形式中参与的呼吸肌见下表（表 2-1-1）。

表 2-1-1 不同呼吸形式中参与的呼吸肌

呼吸形式	参与呼吸肌
平静呼吸	膈肌 + 肋间外肌
抗阻吸气	膈肌 + 肋间外肌 + 辅助呼吸肌
深吸气	膈肌 + 肋间外肌 + 辅助呼吸肌
快速吸气	膈肌 + 肋间外肌 + 辅助呼吸肌
抗阻呼气	腹肌 + 肋间内肌
深呼气	腹肌 + 肋间内肌
快速呼气	腹肌 + 肋间内肌

安静状态下，若出现过度使用辅助呼吸肌、呼气肌和呼吸频率改变等情况，即提示存在呼吸功增加，表明膈肌与肋间外肌功能无法满足通气需求。

若患者在安静状态下出现呼吸功增加，提示患者可能存在膈肌肌力下降、气道阻力增加、胸肺顺应性下降等情况。

尘肺病患者往往存在肺顺应性下降的情况，异常的呼吸模式使得膈肌肌力逐渐变差。当患者合并有阻塞性通气障碍或者肺部感染时，则会出现气道阻力增加，呼吸效率下降。这些都是造成或加重患者呼吸功增加、呼吸效率降低的原因。尘肺病康复的核心就是纠正异常呼吸模式和提升呼吸效率。

第二节　尘肺病与经络

尘肺病早期辨证常见肺燥伤阴证，其表现以阴虚为主。随着疾病的进展，在疾病中后期多为虚实夹杂的复合证候，以虚证为主。虚证常见肺气虚证、肺脾气虚证、肺肾气虚证。实证常见痰湿阻肺证、瘀阻肺络证，其中瘀阻肺络证常兼见于其他证候。痰湿阻肺证、瘀阻肺络证二者常兼杂形成痰瘀阻肺证的实证复合证候；痰湿阻肺证、瘀阻肺络证常兼诸虚证类证候而成为虚实夹杂的复合证候。如痰湿阻肺证兼肺气虚证则成肺气虚痰湿证，兼肺脾气虚证则成肺脾气虚痰湿证；瘀阻肺络证兼肺脾气虚证则成肺脾气虚血瘀证；痰瘀阻肺证兼肺脾气虚证则成肺脾气虚痰瘀证。因此，与尘肺病发病最密切的经络当属手太阴肺经、足太阴脾经、足少阴肾经。另外，与手太阴肺经相别通的足太阳膀胱经，其上的一些穴位具有补益肺气、宣肺平喘的作用，如肺俞穴、大杼穴、风门穴等。

另外，督脉是人体的"阳脉之海"，具有总督一身阳经的作用，不仅能调节全身阳气、传输经气至全身，还能敷布命门之火以温补脏腑。研究表明，督灸能够使尘肺病患者增强免疫力、减少年感染次数。在治疗尘肺病时也经常用到一些经外奇穴，如定喘穴等。

具体的辨证选穴方法在本书"各论"部分详述。

第三节　尘肺病的康复治疗

一、尘肺病康复治疗的内容

尘肺病的病理改变是肺组织弥漫性纤维化，理论上肺组织已经形成的纤维化是不可逆的。尘肺病患者及时脱离粉尘接触、加强体育锻炼，可能有利于延缓尘肺病进展。一般而言，体质强壮、接触粉尘时间短、并发症少、及时接受治疗和康复训练的患者，一般预后较好；反之病情则可能迁延、恶化，出现喘息、气促、心悸等症状，患者不能平卧，动则加重，甚至面目和下肢浮肿，如不及时救治，可能危及患者生命。

1. 康复治疗流程

尘肺病康复治疗的流程包括：①病情评估；②制订个体化的康复方案；③1个月系统康复后的再评估；④根据再评估结果调整康复治疗方案。

2. 康复评估内容

尘肺病康复评估的内容包括：①患者的症状及体征；②脉氧饱和度检测或动脉血气分析；③活动耐力；④肺功能评估；⑤呼吸肌肌力评估；⑥呼吸困难严重程度评估；⑦合并症或并发症；⑧营养、心理等其他相关内容。

3. 康复治疗方法

（1）健康教育：健康教育应涵盖疾病基础知识、治疗和康复措施的介绍、疾病急性加重的识别、自我管理方法、自我心理调适方法等。这些内容可选用面对面宣教的形式，辅以典型案例示范教学，也可以利用手机软件等现代通信工具进行远程宣教。

（2）呼吸功能锻炼：常用的呼吸功能锻炼方法有缩唇呼吸练习、腹式呼吸及膈式呼吸训练、呼吸训练体操等，均可帮助改善呼吸类型、提高呼吸效率。

（3）气道廓清技术：有效咳嗽、背部叩击、主动双咳嗽法、辅助咳嗽、体位引流、振动排痰及适量运动等气道廓清技术，能改善痰液引流与廓清气道。

（4）呼吸肌功能锻炼：可采用呼吸训练器、抗阻力训练，以增强呼吸肌和四肢肌肉力量。

（5）运动训练：常用的有氧运动包括走路、慢跑、快跑、骑自行车、游泳、跳绳、划船和爬楼梯等。这些运动方式有助于提高运动耐力，并能增强患者康复锻炼的信心。

（6）中医康复治疗：第一，在中医辨证指导下使用中药，以达到标本兼治的目的；第二，运用中医适宜技术，如针刺、艾灸、拔罐、推拿、导引等，针对尘肺病患者可以起到止咳化痰、宣肺平喘、健脾益肺、补肾纳气等作用，达到改善症状、提高患者生活质量及延长生存期的目的。中医康复治疗因其"简、验、便、廉"，受到众多患者的一致好评。本书将重点介绍适合基层医疗机构开展的多种中医适宜技术，以满足基层专业技术人员学习的需求。

二、尘肺病康复治疗的必要性

尘肺病是中国职业病中影响最广、危害最严重的一类疾病，其病例约占中国职业病总人数的90%。截至2016年，尘肺病患者累计约83.1万人，近年来每年新增2万余例。2002—2016年，接触矽尘的职业人群矽肺患病率为12.7%，逐年增多的尘肺病患者群体已成为我国严重的公共卫生问题。尘肺病患者缺乏理想且有效的治疗药物或手段。大容量全肺灌洗术、肺移植术等治疗方法费用较高，适应证较窄，限制了其在临床上的广泛应用。据统计，我国每年因尘肺病造成的经济损失约1845亿元，其中直接经济损失250亿元，间接经济损失1595亿元。因此，对于尘肺病应以预防为主，防治结合。患者需要全面的健康管理，改善不良的生活习惯和环境，进行康复治疗和训练，积极预防和治疗并发症及合并症，这是提高尘肺病患者生活质量的重要手段。

第三章

尘肺病的评估及管理原则

第一节　尘肺病的评估

　　"无评估不康复"，在开展康复治疗之前，我们通常需要评估尘肺病患者的症状及体征，检测脉氧饱和度或动脉血气，评估活动耐力、肺通气功能、呼吸肌肌力，量化呼吸困难严重程度，检查合并症与并发症，并评估其他相关内容。

　　本节为临床中常用的评估内容，其中症状及体征评估、脉氧饱和度检测、呼吸困难严重程度评估、合并症与并发症的评估，是每日进行康复治疗前的评估内容，目的在于及时排除康复治疗的禁忌证，保障康复治疗的安全性。康复治疗1个月后的评估除日常评估外，还要进行动脉血气分析、活动耐力评估、肺通气功能评估、呼吸肌肌力评估及生活质量的评估，以便及时调整康复方案，提高康复疗效。

一、症状和体征评估

　　尘肺病患者的临床表现主要为呼吸系统的4大基本症状，即咳嗽、咳痰、呼吸困难、胸痛。其中胸痛和呼吸困难主要和肺纤维化的程度有关，咳嗽、咳痰主要和有无合并症相关。此外尚可伴有喘息、咯血、乏力、便秘等症状。早期尘肺病一般无特殊体征，但随着病情进展及并发症的出现，会逐渐显现出不同的体征。重点关注的体征包括呼吸"三凹征"、口唇发绀、球结膜水肿、颈静脉怒张、桶状胸、胸部叩诊呈鼓音、呼吸音减低或伴干湿性啰音、心律不齐、心脏杂音、下肢水肿等。临床常见并发症的症状和体征见下表（表 3-1-1）。

表 3-1-1　临床常见并发症的症状和体征

常见并发症	症状	体征
呼吸系统感染	咳痰量增多，咳嗽加重，痰可呈黄脓性，也可为白色黏稠痰，呼吸困难加重，可有发热	局部可闻及湿性啰音、痰鸣音
气胸	突发胸痛，呼吸困难加重，伴有胸腔出血者可有休克表现，面色苍白，四肢湿冷	①患侧胸廓饱满，呼吸运动减弱，呼吸音及语音减低，气管向对侧移位 ②叩诊患侧呈鼓音
慢性肺源性心脏病	乏力，呼吸困难加重，心悸	①肺动脉瓣区第二心音亢进，剑突下有明显的心脏搏动并闻及吹风样收缩期杂音，三尖瓣区也可有收缩期杂音 ②右心室可出现第三心音、第四心音和奔马律 ③甲床和黏膜发绀，颈静脉怒张，肝大，下肢乃至全身水肿
呼吸衰竭	呼吸困难加重，严重时可出现头痛、烦躁不安、语言障碍，甚至出现嗜睡和昏迷等	①早期呼吸频率加快，呼吸较浅，随着缺氧加重，呼吸变深，频率减慢，甲床和黏膜发绀 ②二氧化碳潴留时常有面部肌束跳动及四肢扑翼样震颤

二、活动耐力评估

6 分钟步行试验（6 minutes walk test，6MWT）是一种简单、易行、

无创、价廉、安全、重复性好、容易被患者接受，且能很好反映患者日常活动的次极量运动试验。其主要观察指标为 6 分钟步行距离，分为 4 个级别：1 级少于 300m；2 级为 300 ~ 374.9m；3 级为 375 ~ 449.9m；4 级超过 450m。步行距离前后变化的数值可以评估患者活动耐力的改善或恶化，步行距离增加或降低 25m 以上具有临床意义。代谢当量（metabolic equivalent，MET）是表示运动负荷强度大小和人体心脏功能的指标，与安静时的能耗量与代谢率相当，又称梅托值。人体在静息时，每分钟每千克体重摄氧 3.5mL，定为 1MET。按运动时的代谢当量来划分，通常将运动强度分为四级：静息状态（≤ 1.5METs）；低强度体力活动（1.5 ~ 3METs）；中等强度体力活动（3 ~ 6METs）；高强度体力活动（> 6METs）。根据代谢当量（METs）推荐的日常生活活动运动处方具体见下表（表 3-1-2）。

表 3-1-2　根据代谢当量（METs）推荐的日常生活活动运动处方

METs	运动处方
1.0	静卧或静坐，什么都不做；躺在床上听音乐、看电影
1.5	看书，看报纸，吃饭，开车，织毛衣，轻松的办公室工作，泡澡，陪伴宠物，打字
1.8	站着说话、打电话，做手工艺品
2.0	平地走路（低于 3.2km/h），洗衣服，收衣服，刷牙洗脸，淋浴，慢走
2.3	洗衣服、熨衣服，叠衣服、被子，玩扑克，打扫房间，烹饪前的准备和饭后收拾
2.5	植物浇水，陪孩子玩，干轻松的农活，骑电动车、摩托车，传接球练习（足球），推儿童车，慢走
3.0	普通步行（4km/h，如购物、遛狗等），钓鱼，下楼梯，干木工活，捆绑东西，站着照顾孩子，踏健身车（较轻力量），打保龄球，玩飞盘，轻中度力量训练
3.5	步行（4.8km/h，上班速度），清洗地毯，拖地，搬小件行李，电工工作，爬台阶（每级台阶 10cm，每分钟 20 级）

续表

METs	运动处方
4.0	快步走（5.6km/h），骑车（低于16km/h），推轮椅，打乒乓球，打太极拳
4.5	种植树苗，院子拔草，耕作，干农活，给家畜喂食，打羽毛球
4.8	爬台阶（每级台阶10cm，每分钟30级；每级台阶20cm，每分钟20级）
5.0	小跑或快步走（6.4km/h），有氧舞蹈（低冲击）
5.5	适度农业劳作，踏健身车（轻力量）
6.0	移动家具，高强度力量训练，慢跑和步行交叉进行，打篮球（中强度），游泳（轻划水），阻力训练，举重（较强的重量）
6.3	跳有氧操，爬台阶（每级台阶30cm，每分钟20级）
7.0	慢跑，踢足球，游泳，羽毛球（比赛型），有氧舞蹈（较强冲击），使用划船器，踏健身车（中等力量）
8.0	搬重物上楼梯，游泳（中速），篮球（比赛），网球单打，户外骑行（21km/h）
8.5	使用划船器（较强力量），有氧踏板操（踏板高15～20cm）
9.0	户外骑行（24km/h），跑步（8km/h），爬台阶（每级台阶30cm，每分钟30级）
10.0	跑步（9.7km/h），游泳（蛙泳），有氧踏板操（踏板高20～25cm）

附：6分钟步行试验

部分活动能力较好、能步行的患者，还可以通过运动试验评估其活动能力受限是否存在四肢肌力以外的因素。6分钟步行试验是一个较为简易的方法，有条件亦可进行运动心肺试验。

1. 禁忌证

禁忌证患者应严格遵守医嘱。如果临床必须评价患者运动耐量或因需要指导下一步治疗措施而必须进行试验的患者，应在严格监护下进行。试验前应查看患者最近 6 个月的静态心电图。稳定的劳力性心绞痛不是 6MWT 的绝对禁忌证，但有心绞痛症状的患者试验前应使用抗心绞痛药，并准备好硝酸甘油及抢救准备。

（1）绝对禁忌证：未控制的急性冠状动脉综合征，急性心力衰竭，有症状的重度主动脉瓣狭窄、严重主动脉缩窄或降主动脉瘤，急性主动脉夹层，急性心肌炎、心包炎或心内膜炎，有症状或血流动力学不稳定的心律失常，急性下肢深静脉血栓，急性肺栓塞及肺梗死，急性呼吸衰竭，未控制的哮喘，急性感染性疾病，急性肝、肾衰竭，精神异常不能配合者。

（2）相对禁忌证：已知的冠状动脉左主干 50% 以上狭窄或闭塞，中到重度主动脉瓣狭窄无明确症状，缓慢性心律失常或高度及以上房室传导阻滞，肥厚型梗阻性心肌病，严重的肺动脉高压，静息心率 > 120 次 / 分钟，未控制的高血压（收缩压 > 180mmHg 或舒张压 > 100mmHg），近期卒中或短暂性脑缺血发作，心房内血栓，尚未纠正的临床情况（如严重贫血、电解质紊乱、甲状腺功能亢进等），休息时外周 SpO_2 < 85%，行走功能障碍者。

2. 试验场地要求

最好在室内进行，选择一条长度 30m 且少有人经过的平直走廊，可每隔 3m 做一个标记。起点应用色彩鲜艳的胶带在地板上标出。两端的折返点可用圆锥体（如橙色圆锥体）标记。走廊两端各放一把椅子，以供研究者和患者休息时用。如气候适宜也可在户外进行。

自定行走速度的 6MWT 可评价患者次极量心功能情况。不采用鼓励患者尽快行走的方法来完成 6MWT 可更好地反映患者日常活动的运动功能情况。

3. 试验设备要求

6MWT 记录单；倒计时器（或秒表）；计数器（非必需设备）；标记折返点的橙色锥形路标；两个扩音喇叭（用以转弯时提醒）；一把便于沿走道推动的轮椅；Borg 气促量表和 Borg 劳累评估量表（0～10 级或 0～20 级）；工作记录单；血压计；抢救设备车（含抢救药物，如硝酸甘油、阿司匹林、肾上腺素等）、除颤仪、供氧设备等。

试验者也可利用穿戴式设备进行 6 分钟步行试验，穿戴式设备可以记录监测患者运动全过程中的血氧、心率、呼吸、心电图等数据。

4. 患者准备

患者应病情稳定，近期无治疗药物的调整。患者穿着合适、舒适的衣服、鞋子，使用习惯的行走辅助器（拐杖、走路使用的支撑物等）。患者平时的医学支持要继续进行，如吸氧等。试验当天患者应规律饮食，以餐后 2～3 小时开始试验为宜，试验前 2 小时不要做剧烈运动。

5. 试验前准备

患者应在靠近起始位置的椅子上休息 5～10 分钟。试验者核对患者有无禁忌证，测量患者心率、血压、血氧，记录患者 Borg 气促量表与 Borg 劳累评估量表的评分，了解患者近期的病情及服药情况，检查患者的衣服和鞋子是否合适、舒适，填写记录表。试验者应确认相关设备工作正常，读数稳定。

6. 试验前沟通

试验者要在试验前向患者介绍以下试验过程和注意事项。

（1）试验的目标是评估患者在 6 分钟内可以走的最长距离。

（2）整个试验过程中，患者需尽可能快地沿着走廊来回走动，转弯时不要犹豫及停留。

（3）如果感到呼吸困难或疲劳，患者可以减速或停下来，也可以靠墙或要求坐下来休息；一旦症状好转，则尽可能地恢复行走。

（4）试验过程中如果有任何不适，比如胸痛、胸闷、呼吸困难、心悸、头晕等，患者要随时告诉试验者。

7. 试验过程实施

（1）试验者和患者一起站在起点处，待患者准备好后开始。

（2）当患者开始走路时即刻计时。

（3）当患者每次返回起点时，单击1次计数器（或在6MWT记录单上标记次数）。

（4）测试过程中，试验者以均匀的语速及平和的语气说出下列标准短语，不要使用其他鼓励的话语（或肢体语言）。

1分钟时，试验者说："您做得很好，还有5分钟。"

2分钟时，试验者说："您做得很好，继续保持，还有4分钟。"

3分钟时，试验者说："您做得很好，您已经完成一半了。"

4分钟时，试验者说："您做得很好，继续保持，只剩2分钟了。"

5分钟时，试验者说："您做得很好，还有1分钟了。"

最后15秒时，试验者说："试验即将结束，当我说'时间到'的时候，您不要突然停下来，而是放慢速度继续向前走。"

8. 试验结束时记录

（1）在试验最后15秒时，试验者需紧跟患者，在其6分钟时间到达的地方做1个标记，并嘱咐患者放慢速度继续步行。

（2）记录患者的心率、血压、SpO_2指标。

（3）询问患者目前是否有任何不适，以及影响其行走距离的主要原因。

（4）采用 Borg 气促量表与 Borg 劳累评估量表评估其呼吸困难和疲劳程度。

9.试验过程注意事项

（1）试验过程中，患者可根据自身情况调整步行速度。

（2）患者在试验过程中停止行走或示意需要休息时，试验者需告诉患者："如果您愿意，可以靠在墙上或坐在椅子上休息；当您觉得体力恢复后，请继续行走。"这期间不停止计时。

（3）如果患者在 6 分钟前停止并拒绝继续（或试验者决定不继续），则让患者在椅子上坐下，试验者在 6MWT 记录单上记录步行距离、停止的时间和提前停止的原因。

10.终止试验标准

在 6MWT 进行中，试验者需密切观察患者的步态、反应及生命体征等情况。出现下述情况时需停止试验，而不应让患者继续勉强坚持行走。

（1）患者出现胸痛、不能忍受的呼吸困难、肌挛缩、步态不稳、面色苍白等。

（2）心电监护提示频发室性早搏、短阵室性心动过速等严重心律失常。

（3）外周 SpO_2 下降，低于 85%；血压下降幅度 ≥ 10mmHg。

三、脉氧饱和度检测或动脉血气分析

建议首先采用脉氧饱和度检测的方式，初步评估患者是否存在呼吸衰竭。在呼吸空气条件下，若脉氧饱和度 < 90%，则提示存在呼吸衰竭。

如果条件允许，推荐进行动脉血气分析进行精准评估，若 $PaO_2 <$ 60mmHg，则提示患者存在呼吸衰竭。Ⅰ型呼吸衰竭仅有缺氧，无 CO_2 潴留（$PaO_2 < $ 60mmHg，$PaCO_2$ 降低或正常）；Ⅱ型呼吸衰竭既有缺氧，又有 CO_2 潴留（$PaO_2 < $ 60mmHg，$PaCO_2 > $ 50mmHg）。

四、肺通气功能评估

肺通气功能评估包括用力肺活量（FVC）、第 1 秒用力呼气容积（FEV_1）等。肺通气功能障碍的严重程度通常依据第 1 秒用力呼气容积占预计值的百分比（FEV_1%pred）来评定：70% 及以上为轻度障碍，60% ~ 69% 为中度障碍，50% ~ 59% 为中重度障碍，35% ~ 49% 为重度障碍，35% 以下为极重度障碍。

五、呼吸肌肌力评估

呼吸肌力量（RMS）的主要测定指标为最大吸气压（MIP）和最大呼气压（MEP）。MIP 值小于正常预计值的 30% 时，患者易出现呼吸衰竭。MEP 用于评价患者的咳嗽及排痰能力。呼吸肌耐力（RME）的主要测定指标为最大自主通气（MVV）。正常男性的 MVV 约为 104L，正常女性的 MVV 约为 82L。MVV 实测值占预计值的 80% 及以上为正常，60% ~ 79% 为轻度下降，40% ~ 59% 为中度下降，40% 以下为重度下降。

六、呼吸困难严重程度评估

建议采用改良版英国医学研究委员会呼吸困难量表（mMRC）和慢性阻塞性肺疾病评估测试（CAT）评估呼吸困难严重程度（表 3-1-3、表 3-1-4）。

表 3-1-3　改良版英国医学研究委员会呼吸困难量表（mMRC）

分级	严重程度
0 级	我仅在费力运动时出现呼吸困难
1 级	我平地快步行走或步行爬小坡时出现气短
2 级	我由于气短，平地行走时比同龄人慢或者需要停下来休息
3 级	我在平地行走 100m 左右或者数分钟后需要停下来喘气
4 级	我因严重呼吸困难以至于不能离家，或在穿、脱衣服时出现呼吸困难
患者评分：	

表 3-1-4　慢性阻塞性肺疾病评估测试（CAT）

症状	评分（分）						症状
我从不咳嗽	0	1	2	3	4	5	我一直在咳嗽
我一点痰也没有	0	1	2	3	4	5	我有很多很多痰
我一点也没有胸闷的感觉	0	1	2	3	4	5	我有很严重的胸闷的感觉
当我爬坡或爬 1 层楼梯时，我并不感到喘不过气来	0	1	2	3	4	5	当我爬坡或爬 1 层楼梯时，我感觉非常喘不过气来
在家里的任何劳动都不受慢阻肺的影响	0	1	2	3	4	5	我在家里的任何劳动都很受慢阻肺的影响
每当我想外出时我就能外出	0	1	2	3	4	5	因为我有慢阻肺，所以从来没有外出过
我睡眠非常好	0	1	2	3	4	5	因为我有慢阻肺，我的睡眠非常不好
我精力旺盛	0	1	2	3	4	5	我一点精力都没有
患者评分：							

七、合并症与并发症评估

结合患者既往病史，以及基层单位能够开展的检查，如胸片拍摄、心电图监测等，进行并发症和合并症的评估。并发症包括呼吸系统感染、气胸、慢性肺源性心脏病（肺心病）、呼吸衰竭等。合并症如慢性阻塞性肺疾病、肺结核、肿瘤等。

八、其他相关评估

其他相关评估包括生活质量评估、营养状况评估（体重指数）、心理评估等。其中，生活质量评估是一个融合了生物医学、社会学及心理学等内容的集合概念，能够全面地反映患者的健康状况。它涵盖了身体及心理状态评估、社会满意度调查、健康自我感知，以及与疾病相应的自觉症状等领域。建议采用 SF-36 生活质量评价量表对患者进行评估，该量表的评分包括 8 个维度：生理功能、生理职能、躯体疼痛、一般健康状况、精力、社会功能、情感职能和精神健康。8 个维度的总分越高，代表患者生活质量越好。

附：SF-36 生活质量评价量表

以下共 36 个问题，每个问题后都有几个答案供选择，请在您认为合适的答案上打"√"。

1.总体来讲，您的健康状况是：

①非常好；②很好；③好；④一般；⑤差

（权重或得分依次为 5、4、3、2、1）

2.跟 1 年以前比，您觉得自己的健康状况是：

①比 1 年前好多了；②比 1 年前好一些；③跟 1 年前差不多；④比 1 年前差一些；⑤比 1 年前差多了

（权重或得分依次为 5、4、3、2、1）

【健康和日常活动】

3. 以下这些问题都和日常活动有关。请您想一想，您的健康状况是否限制了这些活动？如果有限制，程度如何？

（1）重体力活动，如跑步举重、参加剧烈运动等：

①限制很大；②有些限制；③毫无限制

（权重或得分依次为 1、2、3，下同）

（2）适度的活动，如移动一张桌子、扫地、打太极拳、做简单体操等：

①限制很大；②有些限制；③毫无限制

（3）手提日用品，如买菜、购物等：

①限制很大；②有些限制；③毫无限制

（4）上几层楼梯：

①限制很大；②有些限制；③毫无限制

（5）上一层楼梯：

①限制很大；②有些限制；③毫无限制

（6）弯腰、屈膝、下蹲：

①限制很大；②有些限制；③毫无限制

（7）步行 1500m 以上的路程：

①限制很大；②有些限制；③毫无限制

（8）步行 1000m 的路程：

①限制很大；②有些限制；③毫无限制

（9）步行 100m 的路程：

①限制很大；②有些限制；③毫无限制

（10）自己洗澡、穿衣：

①限制很大；②有些限制；③毫无限制

4. 在过去 4 个星期里，您的工作和日常活动有无因为身体健康的原因而出现以下这些问题？

（1）减少了工作或其他活动时间：

①是；②不是

（权重或得分依次为 1、2，下同）

（2）本来想要做的事情只能完成一部分：

①是；②不是

（3）想要干的工作或活动种类受到限制：

①是；②不是

（4）完成工作或其他活动困难增多（比如需要额外的努力）：

①是；②不是

5. 在过去 4 个星期里，您的工作和日常活动有无因为情绪的原因（如压抑或忧虑）而出现以下这些问题？

（1）减少了工作或活动时间：

①是；②不是

（权重或得分依次为 1、2，下同）

（2）本来想要做的事情只能完成一部分：

①是；②不是

（3）干事情不如平时仔细：

①是；②不是

6. 在过去 4 个星期里，您的健康或情绪不好在多大程度上影响了您与家人、朋友、邻居或集体的正常社会交往？

①完全没有影响；②有一点影响；③中等影响；④影响很大；⑤影响非常大

（权重或得分依次为5、4、3、2、1）

7. 在过去4个星期里，您有身体疼痛吗？

①完全没有疼痛；②有一点疼痛；③中等疼痛；④严重疼痛；⑤很严重疼痛

（权重或得分依次为6、5.4、4.2、3.1、2.2、1）

8. 在过去4个星期里，您的身体疼痛影响了您的工作和家务吗？

①完全没有影响；②有一点影响；③中等影响；④影响很大；⑤影响非常大

（如果条目7没有回答，权重或得分依次为6、4.75、3.5、2.25、1；如果条目7、8均做了回答，则为6、5、4、3、2、1）

9. 以下这些问题是关于过去1个月里您自己的感觉，对每一条问题所说的事情，您的情况是什么样的？

（1）您觉得生活充实：

①所有的时间；②大部分时间；③比较多时间；④一部分时间；⑤小部分时间；⑥没有这种感觉

（权重或得分依次为6、5、4、3、2、1）

（2）您是一个敏感的人：

①所有的时间；②大部分时间；③比较多时间；④一部分时间；⑤小部分时间；⑥没有这种感觉

（权重或得分依次为1、2、3、4、5、6）

（3）您的情绪非常不好，什么事都不能使您高兴起来：

①所有的时间；②大部分时间；③比较多时间；④一部分时间；⑤小部分时间；⑥没有这种感觉

（权重或得分依次为1、2、3、4、5、6）

（4）您的心里很平静：

①所有的时间；②大部分时间；③比较多时间；④一部分时间；⑤小部分时间；⑥没有这种感觉

（权重或得分依次为6、5、4、3、2、1）

（5）您做事精力充沛：

①所有的时间；②大部分时间；③比较多时间；④一部分时间；⑤小部分时间；⑥没有这种感觉

（权重或得分依次为6、5、4、3、2、1）

（6）您的情绪低落：

①所有的时间；②大部分时间；③比较多时间；④一部分时间；⑤小部分时间；⑥没有这种感觉

（权重或得分依次为1、2、3、4、5、6）

（7）您觉得筋疲力尽：

①所有的时间；②大部分时间；③比较多时间；④一部分时间；⑤小部分时间；⑥没有这种感觉

（权重或得分依次为1、2、3、4、5、6）

（8）您是个快乐的人：

①所有的时间；②大部分时间；③比较多时间；④一部分时间；⑤小部分时间；⑥没有这种感觉

（权重或得分依次为6、5、4、3、2、1）

（9）您感觉厌烦：

①所有的时间；②大部分时间；③比较多时间；④一部分时间；⑤小部分时间；⑥没有这种感觉

（权重或得分依次为1、2、3、4、5、6）

10. 不健康影响了您的社会活动（如走亲访友）：

①所有的时间；②大部分时间；③比较多时间；④一部分时间；⑤小部分时间；⑥没有这种感觉

（权重或得分依次为1、2、3、4、5、6）

【总体健康情况】

11. 请看下列每一条问题，哪一种答案最符合您的情况？

（1）我好像比别人容易生病：

①绝对正确；②大部分正确；③不能肯定；④大部分错误；⑤绝对错误

（权重或得分依次为1、2、3、4、5）

（2）我跟周围人一样健康：

①绝对正确；②大部分正确；③不能肯定；④大部分错误；⑤绝对错误

（权重或得分依次为5、4、3、2、1）

（3）我认为我的健康状况在变坏：

①绝对正确；②大部分正确；③不能肯定；④大部分错误；⑤绝对错误

（权重或得分依次为1、2、3、4、5）

（4）我的健康状况非常好：

①绝对正确；②大部分正确；③不能肯定；④大部分错误；⑤绝对错误

（权重或得分依次为5、4、3、2、1）

SF-36　生活质量评分统计

题号	计分	题号	计分	题号	计分	题号	计分
1		3-9		7		9-9	
2		3-10		8		10	
3-1		4-1		9-1		11-1	
3-2		4-2		9-2		11-2	
3-3		4-3		9-3		11-3	
3-4		4-4		9-4		11-4	
3-5		5-1		9-5			
3-6		5-2		9-6			
3-7		5-3		9-7			
3-8		6		9-8		合计	

受试者根据自己过去 1 个月的健康和生活质量状况进行打分，评价其对日常功能的影响。50 分为正常平均分数，0 分最低，100 分最高。

第二节　基层康复站尘肺病的管理原则

为加强尘肺病预防控制和尘肺病患者救治救助工作，切实保障劳动者职业健康权益，国家卫生健康委员会等 10 部门于 2019 年联合制订了《尘肺病防治攻坚行动方案》。该方案规定，按照"地市能诊断，县区能体检，镇街有康复站，村居有康复点"的目标，加强基层尘肺病诊治康复能力建设。到 2020 年年底前，每个地市至少确定 1 家医疗卫生机构承担职业病诊断；粉尘危害企业或者接触粉尘危害劳动者较多的县区至少确定 1 家医疗卫生机构承担职业健康检查，配备高千伏 X 光摄影仪或数字化直接成像系统等仪器设备，并根据工作需要装备移动式体检车。在重点地区开展尘肺病康复站（点）试点工作，常住尘肺病患者达到 100 人的乡镇，依托乡镇卫生院或社区卫生服务中心建立尘肺病康复站，设置氧疗室、治疗室、教育室、抢救室等用房，配备心电图机、吸氧装置、呼吸机等医疗设备，备齐治疗尘肺病常用药物；常住尘肺病患者达到 10 人的村居，依托村卫生室建立尘肺病康复点，配备制氧机等设备和医疗床位，备有常用药物。

经过 4 年的努力，全国已建成尘肺病康复站 800 余家。这些乡镇卫生院和社区卫生服务中心是距离广大人民群众最近、最方便的诊疗康复场所，也是最熟悉当地人民群众需求和生活习惯的医疗机构。在乡镇卫生院和社区卫生服务中心建设尘肺病康复站，就是在做让尘肺病患者看得见、摸得着、享受得到的实事，就是解决好尘肺病患者迫切希望解决的难事、痛事，就是贯彻习近平新时代中国特色社会主义思想，始终坚持以人民为中心的生动实践，充分彰显了党和国家对罹患尘肺病的劳动者的关心和关爱，意义重大。

目前，康复站的医疗管理原则是稳定期患者以门诊治疗和康复为主，出现以下情况的患者应建议住院治疗：①症状和体征明显加重，或出现新的症状和体征，如胸闷和呼吸困难明显超出日常水平，出现发热、胸痛、咯血等症状；②新出现并发症或合并症，包括上呼吸道或下呼吸道感染、心力衰竭、呼吸衰竭、气胸等，需紧急住院；③康复过程中出现病情加重或不能耐受者，原因不明需住院进一步诊治。

基层尘肺病康复站的主要任务就是为辖区尘肺病患者建立健康档案，定期评估病情并随访患者，为稳定期患者提供康复治疗，及时识别疑难危重患者并给予转诊指导。在实际建设中，为了能够更好地为患者开展优质的专业技术服务，在建设之初就需要基层康复站依托现有基础条件，结合原有中医馆特色，开展尘肺病中西医康复治疗。

通过对基层尘肺病患者的随访及基层专业技术人员的调研，发现以中医适宜技术为主的尘肺病康复治疗方法，患者接受度最高，效果评价好，配合度较高，这一方法受到广大群众的一致好评。基于此，在基层康复站硬件建设完成后，就需要不断提升基层专业技术人员的医疗服务能力，尤其是要强化他们应用那些适合基层医疗机构开展的，且具备"简、验、便、廉"特点的中医适宜技术的能力。

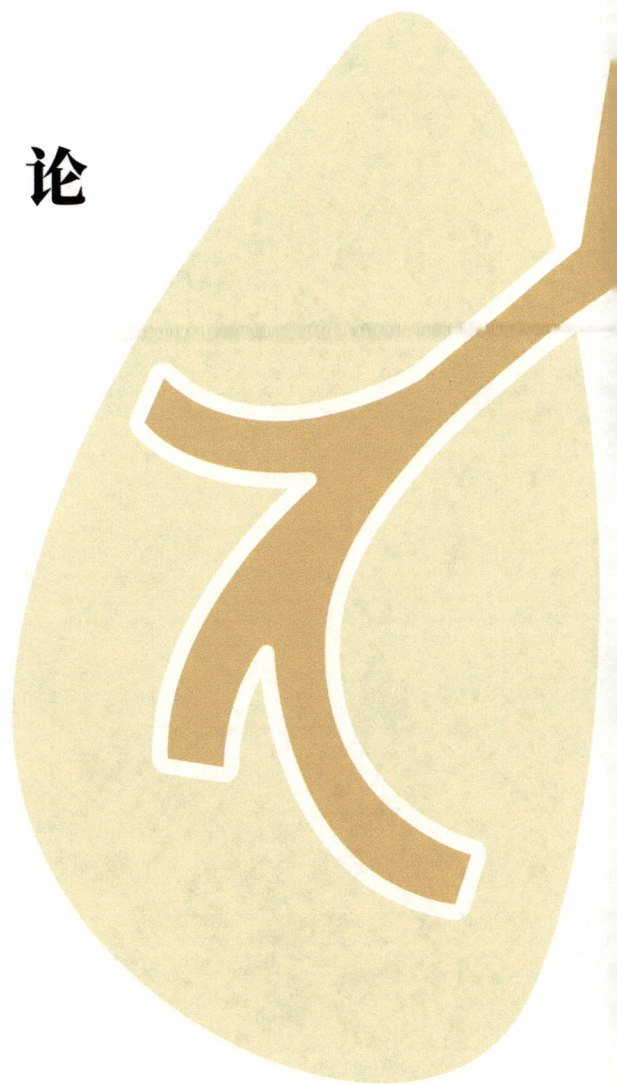

各 论

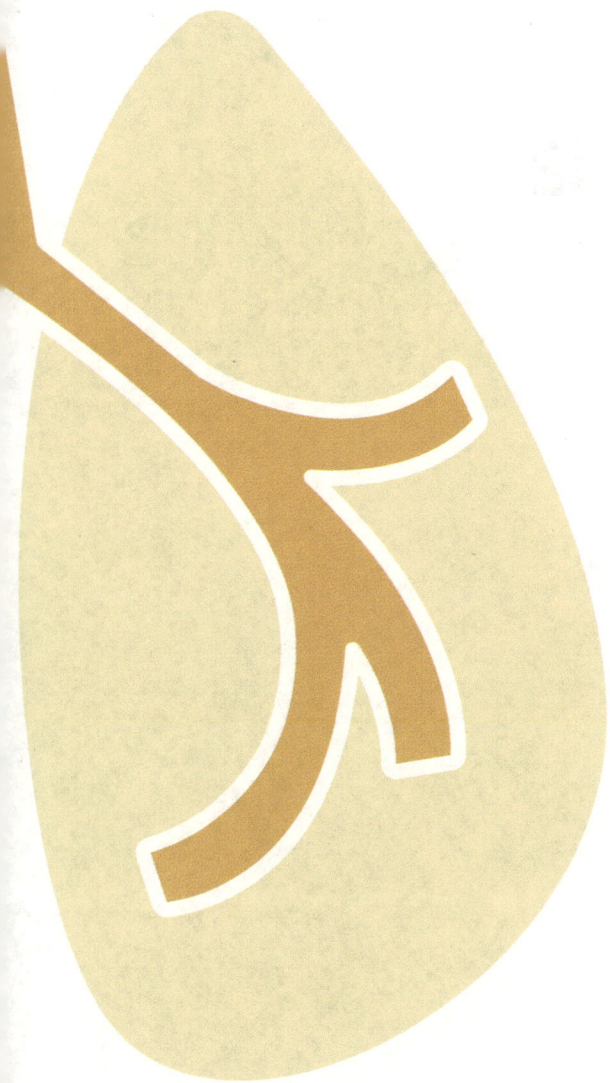

第四章

尘肺病的中医辨证治疗

第一节　中医病机概要

尘肺病主要因患者长期生活、工作在尘埃环境之中，吸入粉尘，沉积于肺，阻塞肺络，使肺失清肃，主气司宣发功能减弱而成。尘邪积肺，损伤肺气，涉及脾、肾。本病病变首先在肺，继则影响脾、肾，后期病及于心。其病机有 3 点。

一是尘邪性燥有毒，耗气伤阴，损伤肺气。肺主气，开窍于鼻，故尘毒之邪从口鼻入侵，首先犯肺，导致肺气宣降不利，上逆而为咳，升降失常则为喘。尘邪沉积肺内，燥伤肺津耗气，多为燥热与阴虚并存，常损肺气而致气阴两虚，日久以损伤肺气为主。

二是肺气不足伤及内外：①伤及内者指损伤他脏，即肺病日久子盗母气，肺病及脾，肺脾气虚，或母病及子，累损及肾，肾之阴阳不能濡养、温煦肺脏而致肺肾两虚；②伤及外者指肺气虚损，肺卫不固，容易感受外邪而使疾病发作加重，如此反复，加快疾病进展。

三是虚实互因、痰瘀稽留。因其实者，即尘毒沉积不去，痹阻气机，津液不得正化而为痰湿，痰壅气滞，血行不畅，气滞血瘀，阻于肺脉，复酿痰湿。因其虚者，肺脾肾虚损，宣降气化失司而酿生痰湿，痰湿阻滞血脉而成血瘀并复生痰湿，终成痰瘀互结。

　　总之，尘肺病的病机与特发性肺纤维化相似，可概括为"尘痹肺络、积损伤正"。尘痹肺络即尘毒积肺、痹阻肺络；积损指痰浊、瘀血稽留及其互结积累并日益损伤肺气；伤正指肺气损伤，日久累及脾肾，肺、脾、肾虚损。积损与伤正互为因果，积损难复，终致肺失所用。

第二节　证治纲要

　　尘肺病常见证候为虚证类（肺燥伤阴证、肺气虚证、肺脾气虚证、肺肾气虚证）、实证类（痰湿阻肺证）、兼证类（瘀阻肺络证）三证类六证候，这些虚实类证候很少单独存在而常兼见，临床上常呈虚实夹杂证。在疾病早期以实证类燥邪伤肺证为主，常兼有气阴两虚证等。随着疾病的进展，在疾病中后期则为虚实夹杂证，以虚证为主，如肺气虚证、肺脾气虚、肺肾气虚证等，常兼有痰湿、血瘀及痰瘀互结。痰湿、血瘀及痰瘀互结可存在于疾病的各阶段，尤其以中后期为显著，常兼诸虚证类证候而成为复杂证候。治疗方面，以祛邪扶正为大法，早期以润肺清燥为主，佐以补肺之气阴；疾病后期以补肺健脾益肾为主，佐以化痰、活血通络、软坚散结。该病的具体治法体现在"补、润、化、消"四法。补即补虚、补益，根据虚证类型的不同，或补益肺气，或补肺健脾，或补益肺肾等；润即滋润濡养，根据燥热阴伤的侧重或兼证不同，或养阴润燥，或清热润燥，或益气润燥；化即清化燥热、燥湿化痰、活血化瘀；消即消积散结、消坚散结，即"坚者削之""结者散之"，消法常寓于活血、化痰、软坚之中。补益时，注意脾胃之运化，以防呆滞中州；补益肺肾时，应细辨气阴虚损之偏颇，以施其宜。祛邪时，应注意顾护人体正气，使祛邪而不伤正。根据痰湿、瘀血及痰瘀互结的不同，治疗宜分而治之：痰湿偏重者，以燥湿化痰为主，佐以活血化瘀；瘀血偏重者，以活血化瘀为主，佐以化痰祛浊；痰瘀互结者，在活血化痰的同时，佐以消积散结。由于本病为虚实夹杂证，祛邪、扶正以何者为主，宜以虚实病机转化及程度而判定。

第三节　辨治概要

1. 肺燥伤阴证

本证多见于尘肺病早期。金石燥烈之物袭肺，耗气伤阴。尘肺之燥热不同于外感病之燥邪犯肺，病机以燥伤肺阴为主，多有气阴两虚偏于阴虚，常兼有燥热毒邪淫及血脉之象。

主症：干咳或咳嗽少痰，或痰中带血，喘促，气短，口干或咽干，舌质红，舌苔少，或呈花剥苔，或干燥无苔，脉细数。

次症：手足心热，午后潮热，盗汗，大便干结，胸闷甚至胸痛，或胸痛如刺、时及胁肋。

具备下列①②③中的2项，加④⑤⑥⑦⑧中的3项即可诊断：①喘促或气短；②干咳或咳嗽少痰，或痰中带血；③胸闷甚至胸痛，时及胁肋；④口干或咽干；⑤手足心热或午后潮热；⑥盗汗；⑦大便干结；⑧舌质红，舌苔少，或呈花剥苔，或干燥无苔，脉细数。

治法以润肺养阴、清化燥热为主。方为麦门冬汤（《金匮要略》）合清燥救肺汤（《医门法律》）、紫菀散（《太平圣惠方》）加减。药用麦冬、西洋参、玄参、阿胶、瓜蒌、浙贝母、赤芍、郁金、紫菀、陈皮、桔梗、炙甘草等。热毒明显者，可加石膏、连翘、黄芩、知母等，以清化燥热解毒；手足心热者，加知母、黄柏、生地黄、地骨皮，以清热凉血养阴；燥热伤气而气短、乏力者，西洋参改为人参，加生黄芪、五味子等，以加强补气之功；盗汗明显者，加煅牡蛎、浮小麦等，以固涩敛汗；咳呛痰少者，加牛蒡子、旋覆花、射干、紫苏子，以宣降肺气、化痰止咳；咽干不利者，加青果、射干、木蝴蝶等，以生津、利咽；咯痰带血者，加白及、藕节、白茅根，以润燥凉血止血。

2. 肺气虚证

本证多见于尘肺病中期，也可见于早期，多兼有痰湿阻肺、瘀阻肺络等证。由于患者阴虚、阳虚之体质等不同，本证时有阴虚、阳虚侧重之别，出现肺气阴两虚或肺气虚冷之证。

主症：咳嗽，喘促，气短，白汗且动则加重，神疲，乏力，易感冒，舌质淡，脉细、虚、弱。

次症：畏风寒，胸闷甚至胸痛，时及胁肋，舌苔薄、白，脉沉。

具备下列①②中的1项，加③④⑤⑥⑦中的3项即可诊断：①咳嗽或喘促；②胸闷甚至胸痛，时及胁肋；③畏风寒或易感冒；④神疲、乏力，动则加重；⑤自汗，动则加重；⑥气短，动则加重；⑦舌质淡，或脉沉细或虚弱。

治法以补益肺气、化痰止咳为主。方为补肺汤（《妇人大全良方》）合人参养肺汤（《杂症会心录》）加减。药用人参、胡桃仁、阿胶、绞股蓝、浙贝母、紫菀、防己、姜黄、桑白皮、紫苏子、陈皮等。畏风寒明显者，加干姜、淫羊藿、鹿角片，以温补阳气；自汗甚者，加黄芪、浮小麦、煅牡蛎，以益气固表敛汗；瘀血明显者，加牡丹皮、莪术、郁金等，以活血化瘀；胸胁痛者，加郁金、延胡索、降香、旋覆花、香附等，以行气止痛；气阴两虚者，加北沙参、麦冬、天冬、白芍、地骨皮，以增补气养阴之力。

3. 肺脾气虚证

本证多见于尘肺病中期，多兼有痰湿阻肺、瘀阻肺络等证。病机重点为肺病日久，肺病及脾，肺脾气虚，宣降、运化功能失司，津液代谢失常而酿痰湿，甚至阻滞气血，形成以肺脾气虚为主，兼有痰湿及血瘀的虚中兼实之证。

主症：咳嗽，痰多或痰白黏，气短、乏力且动则加重，易感冒，纳呆，食少。

次症：胸闷甚至胸痛，时及胁肋，自汗，畏风寒，胃脘胀满，腹胀，舌体胖大或有齿痕，舌质淡，舌苔白腻，脉沉、细、缓、弱。

具备下列①②③中的 2 项，加④⑤⑥⑦中的 2 项即可诊断：①咳嗽，痰多或痰白黏；②气短、乏力，动则加重；③胸闷甚至胸痛，时及胁肋；④自汗，或畏风寒，易感冒；⑤胃脘胀满或腹胀；⑥纳呆或食少；⑦舌体胖大或有齿痕，舌质淡，舌苔白腻，脉沉细、沉缓、细弱。

治法以补肺健脾为主，佐以化痰活血。方为六安煎（《景岳全书》）合六君子汤（《医学正传》引《太平惠民和剂局方》）加减。药用人参、白术、茯苓、半夏、厚朴、陈皮、川贝母、紫菀、百部、紫苏子、姜黄、牡丹皮、桔梗等。脘腹胀闷者，加木香、白豆蔻、青皮，以行气消胀；形寒肢冷者，加干姜、肉桂、补骨脂等，以温补阳气；纳呆、少食者，加白豆蔻、神曲、炒麦芽、鸡内金，以运脾消食；瘀血明显者，加川芎、郁金，以活血祛瘀；自汗甚者，加黄芪、浮小麦、煅牡蛎，以益气固表止汗。

4.肺肾气虚证

本证多见于尘肺病中期、后期，多兼有痰湿阻肺、瘀阻肺络等证。肺病日久，母病及子而为肺肾气虚，常兼有痰湿、瘀血或互结成积。若素体阳虚或治疗过用寒凉等，则易损及阳气而成肺肾阳虚；素体阴虚或治疗过用温热等，则易损及阴者而成肺肾气阴两虚证。

主症：喘促，咳嗽，痰白，气短且动则加重，气不得续，神疲乏力，自汗且动则加重，畏风寒，易感冒，舌质淡，脉沉、细。

次症：腰膝酸软，头昏，耳鸣，小便频数，夜尿增多，咳时遗尿，面目浮肿，胸闷甚至胸痛。

具备下列①②③④中的 2 项，加⑤⑥⑦⑧中的 2 项，即可诊断：①喘促或咳嗽，或气短且动则加重；②胸闷甚至胸痛；③神疲乏力，自汗且动则加重；④易感冒或畏风寒；⑤腰膝酸软，耳鸣或头昏；⑥面目浮肿；⑦小便频数，夜尿增多，或咳时遗尿；⑧舌质淡，或脉沉细。

治法以补益肺肾、止咳平喘为主。方为人参补肺汤（《外科枢要》）合人参补肺饮（《症因脉治》）加减。药用人参、黄芪、枸杞子、麦冬、五味子、淫羊藿、浙贝母、紫苏子、牡丹皮、姜黄、沉香、薏苡仁、陈皮、炙甘草等。气短、喘息甚者，加肉桂、蛤蚧，以纳气平喘；瘀血明显者，加赤芍、莪术，以活血祛瘀；面目浮肿者，加茯苓、车前子、肉桂，以温阳化气利水；小便频数、夜尿增多者，加山萸肉、桑螵蛸、益智仁，以补肾缩尿。损及阳气、阴气而成肺肾阳虚、肺肾气阴两虚者，多为肺肾气虚证的一个较短阶段，治疗上常在益气补肺肾的基础上略偏于温阳或滋阴养阴。肺肾阳虚，兼有畏寒、肢冷者，加补骨脂、鹿角胶、干姜、附子等，以温补阳气。肺肾气阴两虚，兼有盗汗、手足心热、舌质红、舌苔薄少、脉沉细或细弱或细数者，加熟地黄、山药、龟甲胶、石斛等，以滋阴填精，或用生脉地黄汤（《医宗金鉴》）合金水六君煎（《景岳全书》）加减。

5. 痰湿阻肺证

本证多见于尘肺病中期、后期，常兼有肺气虚、肺脾气虚、肺肾气虚、瘀阻肺络等证。

主症：咳嗽，痰多、白黏，气短，胸闷，舌苔腻。

次症：胃脘胀满，腹胀，纳呆，食少，舌体胖，舌苔白，舌质暗红，脉滑、弦滑。

具备下列①②项，加③④⑤中的 2 项即可诊断：①咳嗽或痰多、白黏；②气短或胸闷；③胃脘胀满或腹胀；④纳呆或食少；⑤舌苔白腻，脉滑、弦滑。

治法以燥湿化痰、宣降止咳为主。方为六安煎（《景岳全书》）合六君子汤（《医学正传》引《太平惠民和剂局方》）、薏苡仁散（《万氏家传保命歌括》）加减。药用党参、白术、茯苓、薏苡仁、淫羊藿、浙贝母、紫苏子、陈皮、半夏、厚朴、防己、郁金等。纳差、少食者，加白豆蔻仁、鸡内金，以健脾消食；痰从寒化、背冷、痰白稀者，加干姜、细辛、补骨脂、肉桂、乌药，以温化寒痰；血瘀证明显者，加姜黄、牡丹皮、赤芍，以活血祛瘀；气虚明显者，加黄芪、绞股蓝等，以加强补气之功。

6. 瘀阻肺络证

本证是尘肺病的常见兼证，也是贯穿整个疾病过程的主要病邪，尤其显见于尘肺病中后期。常兼于其他证候中，如兼于痰湿阻肺证则为痰湿瘀肺证，兼于肺气虚证则为肺气虚血瘀证等。

主症：面色晦暗，口唇青紫，指甲紫暗，胸痛，或胸痛如刺、痛有定处，舌质紫暗，舌质暗红、瘀斑，舌下脉络迂曲、粗乱。

次症：咯血，胸闷，脉弦、沉、涩。

具备下列①②③④⑤中的 1 项，即可诊断：①胸闷或胸痛如刺；②面色晦暗；③口唇青紫或指甲紫暗；④舌质暗红或紫暗，或有瘀斑；⑤舌下脉络迂曲、粗乱。

治法为活血化瘀。药用姜黄、莪术、郁金、赤芍、牡丹皮等，或选用血府逐瘀汤等制剂。可根据所见诸虚实证候的不同而加减用药。对于尘肺病后期，见痰瘀互结成积的患者，应在扶正、化痰、活血的基础上选用适当的药物：活血散结类药物如三棱、莪术、水蛭、虻虫、全蝎、蜈蚣、牡丹皮等；化痰散结类药物如半夏、浙贝母、胆南星、海浮石等；解毒散结类药物如夏枯草、玄参、山慈菇、连翘等；软坚散结类药物如鳖甲、海藻、昆布、海蛤壳、海浮石等。

在临床实际中，无论属于哪种证型，多数患者只在出现咳嗽、咳痰、喘息及反复感冒等症状，或呼吸系统感染、气胸、慢性肺源性心脏病等合并症，或原有病情加重时才会就诊。故医者可主要针对尘肺病"咳、痰、喘、痛"四大主症进行辨证施治，在"急则治其标、缓则治其本"的治疗原则下，根据辨证结果给予患者中药内服，同时结合主证给予针刺、埋线、艾灸、拔罐、穴位贴敷、推拿、导引等中医适宜技术中的一种或多种，达到内外同治、标本兼治的目的。

第五章

尘肺病的中医康复治疗

中医适宜技术是以中医基础理论为指导，包括针刺、艾灸、推拿、拔罐、导引等多种方法的中医传统疗法。它根据阴阳、脏腑、经络学说，通过"四诊"诊察疾病，以获取病情资料。随后进行八纲、脏腑、经络辨证，对临床上各种不同证候进行分析归纳，以明确疾病的病因病机、疾病所在部位、疾病性质和病情的标本缓急。在此基础上，医者可进行相应的配穴处方，依方施术，单独采用针灸、拔罐、推拿或导引等手法，或多种方法并用，同时灵活运用补法、泻法或补泻兼施的手法，以通其经脉，行其气血，调和脏腑，使阴阳归于相对平衡，从而达到治愈疾病的目的。

因此，本章将重点介绍针对尘肺病患者常用的针刺类、艾灸类、敷熨熏浴类、推拿类及推拿罐疗法、呼吸导引操等"简、验、便、廉"的中医康复适宜技术，通过祛邪、扶正、通络的方法，改善尘肺病患者咳嗽、咳痰、喘息及反复感冒等症状，减少患者住院次数及急性加重次数，延缓病情进展，提高尘肺病患者生活质量，减轻患者的经济负担。

第一节　针刺类

一、毫针刺法

针刺法，古称"砭刺"，是由砭石刺病发展而来，后来又称"针法"。现代则指使用不同的针具，通过一定的手法或方式刺激机体的一定部位，激发经络气血、调节脏腑功能，从而防治疾病的方法。目前临床应用最为广泛的毫针技术，是指利用毫针针具，通过一定的手法刺激机体的穴位，以疏通经络、调节脏腑功能，从而达到扶正祛邪、治疗疾病的目的。近年来，毫针刺法已广泛运用于防治呼吸系统疾病。有文献报道，针刺对慢性阻塞性肺疾病（COPD）的稳定期及急性加重期患者，有减轻临床症状、改善肺功能、提高氧分压等的效果。其治疗方式、腧穴配伍、治疗频率及时间均可影响临床疗效。

针刺取效最核心的有 3 点：准确的辨证、精准的取穴、到位的补泻。因此，本节主要介绍尘肺病及呼吸系统疾病常用腧穴的配伍、常用器具及操作方法、应用禁忌及注意事项。此外本节还将"人迎气口脉法指导下的五腧穴在呼吸系统疾病中的应用"附后，以供参考。

（一）辨证选穴

1. 咳嗽

尘肺病的三证类六证候中，以咳嗽为主症者常见于肺气虚证、肺脾气虚证，以干咳、少痰为主症者常见于肺燥阴伤证，以咳嗽、咳痰为主症者常见于痰湿阻肺证，以上均可归为内伤咳嗽。但尘肺病患者正虚已成，故易合并风寒、风热及暑湿等外感证候，取穴时应按照"急则治其标、缓则治其本"的原则。

（1）内伤咳嗽

治法　肃肺理气，止咳化痰。以肺之背俞穴、募穴和原穴为主。

主穴　肺俞、中府、太渊、三阴交。

配穴　痰湿侵肺配阴陵泉、丰隆；肝火犯肺配行间、鱼际；肺阴亏虚配膏肓、太溪。胸痛配膻中；胁痛配阳陵泉；咽喉干痒配太溪；咯血配孔最；盗汗配阴郄；面肢浮肿、小便不利配阴陵泉、中极；气短乏力配足三里、气海；瘀血阻络配膈俞。

各穴位置见图 5-1-1～图 5-1-9。

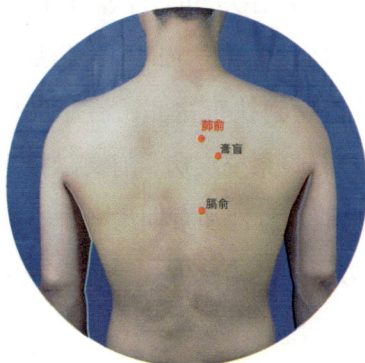

图 5-1-1 肺俞、膏肓、膈俞

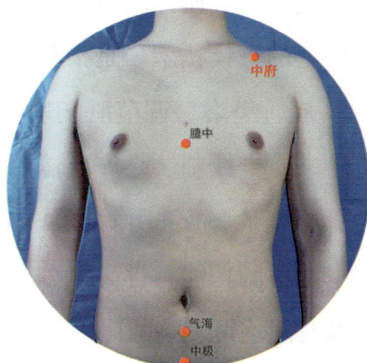

图 5-1-2 中府、膻中、气海、中极

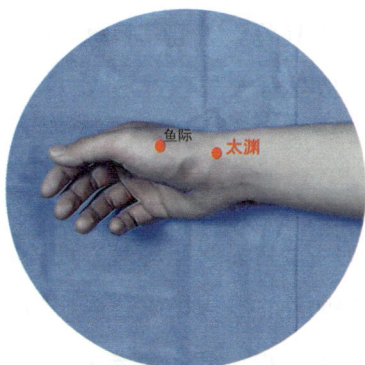

图 5-1-3 太渊、鱼际

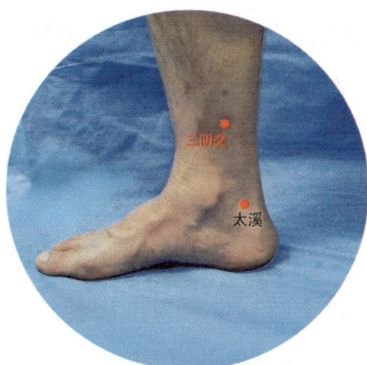

图 5-1-4 三阴交、太溪

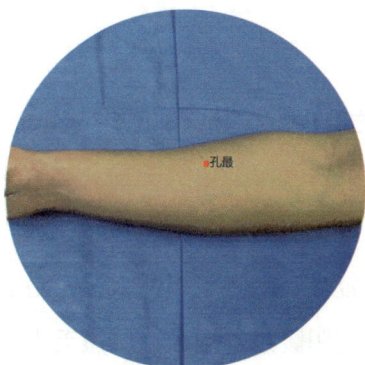

图 5-1-5 孔最

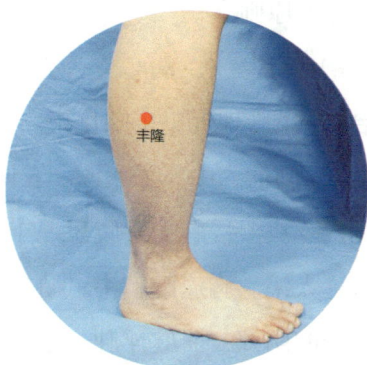

图 5-1-6 丰隆

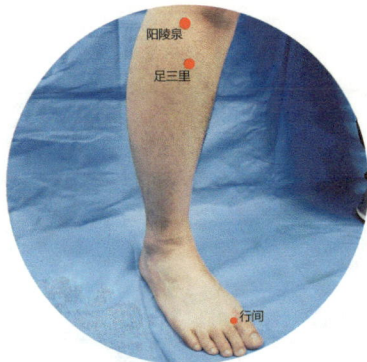

图 5-1-7 阳陵泉、足三里、行间

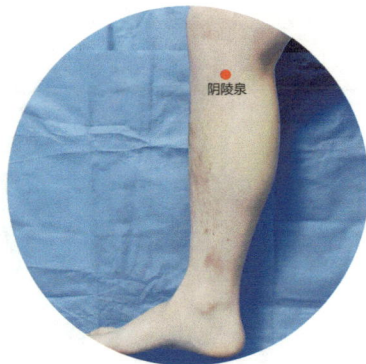

图 5-1-8 阴陵泉

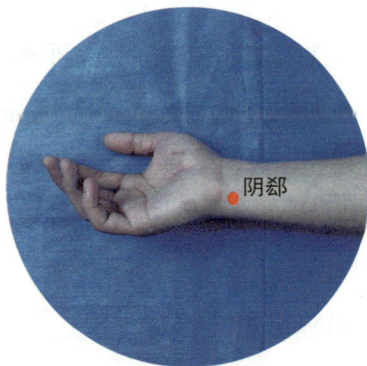

图 5-1-9 阴郄

方义 肺俞、中府俞募相配，太渊为肺之原穴，三穴配合可宣肃肺气，化痰止咳。三阴交为肝、脾、肾三经之交会穴，疏肝健脾，化痰止咳。

（2）外感咳嗽

治法 疏风解表，宣肺止咳。以手太阴、手阳明经穴为主。

主穴 肺俞、列缺、合谷。

配穴 外感风寒配风门；外感风热配大椎、风池。咽喉痛配少商放血。各穴位置见图 5-1-10 ～图 5-1-11。

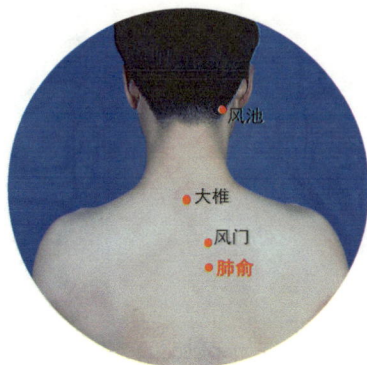

图 5-1-10 肺俞、风门、大椎、风池

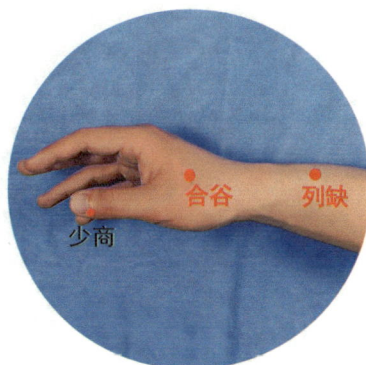

图 5-1-11 合谷、列缺、少商

方义 肺俞为肺气所注之处，位邻肺脏，可调理肺脏气机，使其清肃有权，该穴泻之宣肺、补之益肺，无论虚实及外感内伤咳嗽，均可使用。列缺为肺之络穴，散风祛邪，宣肺解表；合谷为大肠之原穴，与列缺配合共奏宣肺解表、止咳之功。

2. 喘证

尘肺病的喘证，或单独出现，或喘咳并见，多见于虚证或虚实夹杂证。因此，肺气虚证、肺燥阴伤证及肺肾气虚证中均可见喘证。此外，正气已虚，易出现外邪引动陈疾，故取穴时应注意顾护卫气。同时，根据具体证候，采用补肺益肾平喘或祛邪肃肺、化痰平喘等法，辨证取穴。

（1）虚证

治法 补肺益肾平喘。以相应背俞穴及手太阴、足少阴经穴为主。

主穴 肺俞、膏肓、肾俞、太渊、太溪、足三里、定喘。

配穴 肺气虚配气海、膻中；肾气虚配阴谷、关元。

各穴位置见图 5-1-12～图 5-1-17。

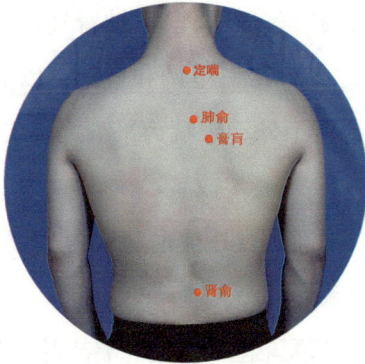

图 5-1-12 肺俞、膏肓、肾俞、定喘

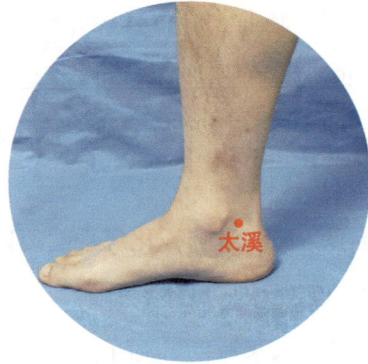

图 5-1-13 太溪

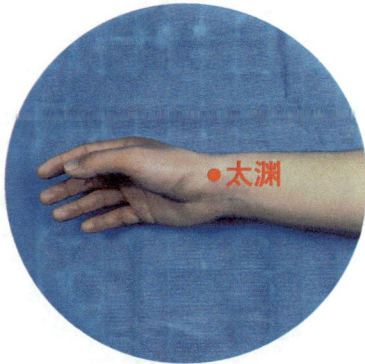

图 5-1-14 太渊

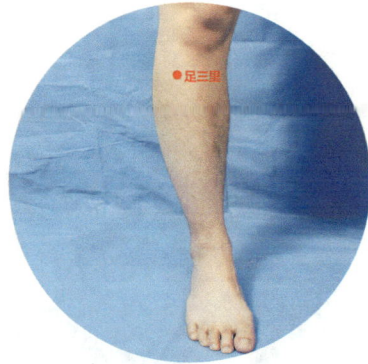

图 5-1-15 足三里

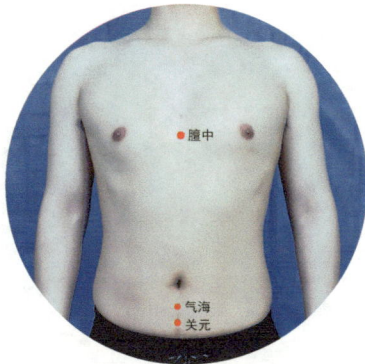

图 5-1-16 膻中、气海、关元

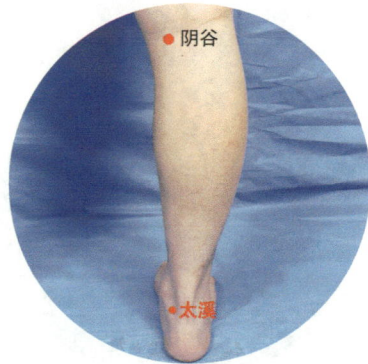

图 5-1-17 阴谷

方义 肺俞、膏肓针灸并用，可补益肺气；补肾俞以纳肾气；肺之原穴太渊配肾之原穴太溪，可充肺肾真元之气；足三里调和胃气，以资生化之源，使水谷精微上归于肺，肺气充则自能卫外；定喘为平喘之效穴。

（2）实证

治法 祛邪肃肺，化痰平喘。以手太阴经穴及相应俞募穴为主。

主穴 列缺、尺泽、肺俞、中府、定喘。

配穴 风寒外袭配风门、合谷；痰热阻肺配丰隆、曲池。喘甚者配天突。

各穴位置见图 5-1-18～图 5-1-22。

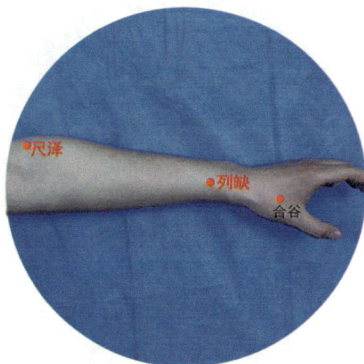

图 5-1-18 列缺、尺泽、合谷

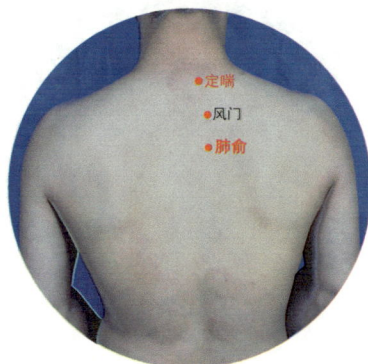

图 5-1-19 肺俞、定喘、风门

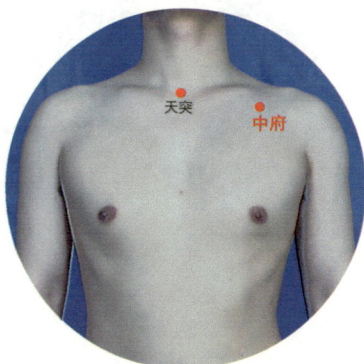

图 5-1-20 中府、天突

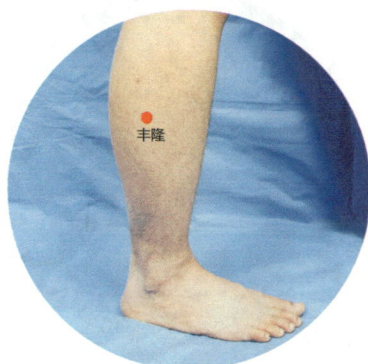

图 5-1-21 丰隆

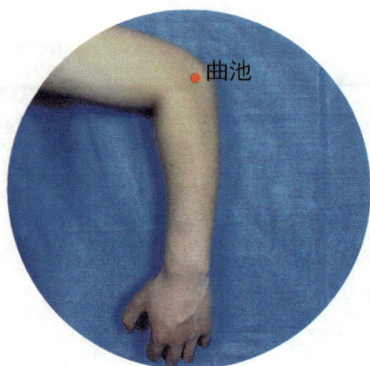

图 5-1-22 曲池

方义 手太阴经络穴列缺可宣通肺气，祛邪外出，合穴尺泽肃肺化痰，降逆平喘；肺俞、中府乃肺之俞、募穴，调理肺脏，宣肺祛痰，平喘，虚实之证皆可用之；定喘为平喘的经验效穴。

3. 合并感冒

尘肺病日久，肺卫不固，易反复感冒。风寒、风热及虚性感冒均可出现，还可能伴有湿邪、暑邪等。临床上治疗感冒应根据脉证，灵活选穴。

治法 祛风解表。以手太阴、手阳明经穴为主。

主穴 列缺、合谷、风池、太阳、外关。

配穴 风寒感冒配风门、肺俞；风热感冒配曲池、大椎；体虚感冒配足三里、关元。夹湿者配阴陵泉；夹暑者配委中。头痛甚配印堂、头维；鼻塞甚配迎香；咽痛甚配少商；全身酸楚配身柱。

各穴位置见图 5-1-23 ～ 图 5-1-31。

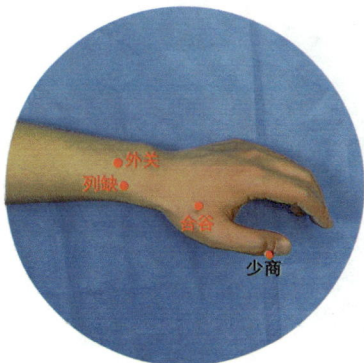

图 5-1-23 列缺、合谷、外关、少商

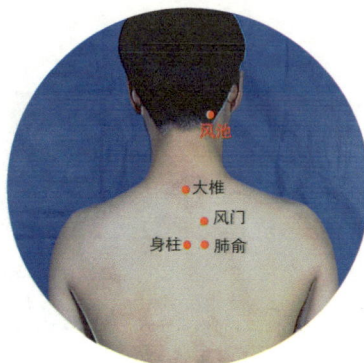

图 5-1-24 风池、大椎、风门、肺俞、身柱

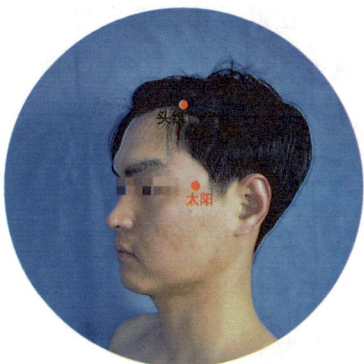

图 5-1-25 太阳、头维

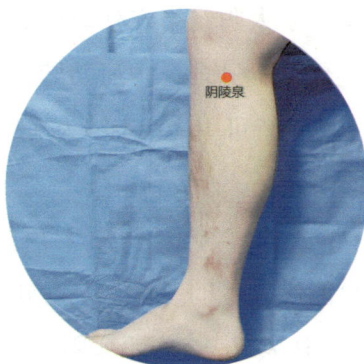

图 5-1-26 阴陵泉

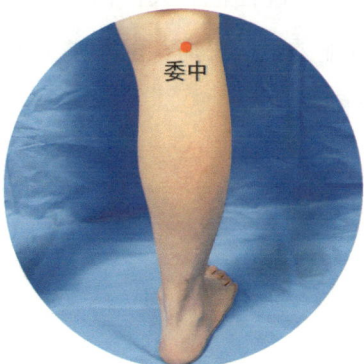

图 5-1-27 委中

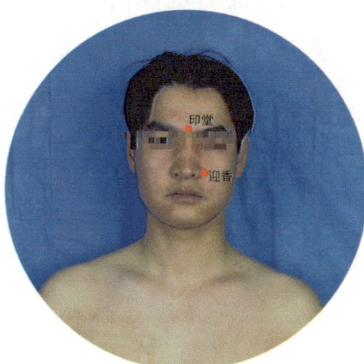

图 5-1-28 印堂、迎香

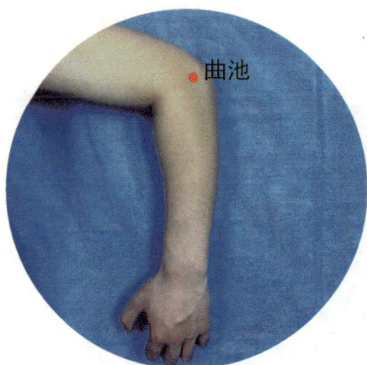

图 5-1-29　曲池

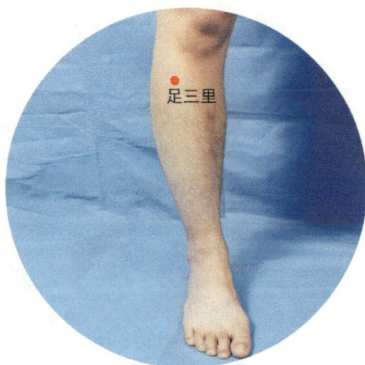

图 5-1-30　足三里

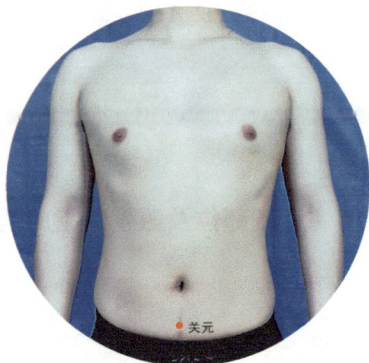

图 5-1-31　关元

方义　感冒为外邪侵犯肺卫所致，太阴、阳明互为表里，故取手太阴经穴列缺宣通肺气，扶正以祛邪外出，手阳明经穴合谷以祛邪解表。外关、风池为手足少阳经与阳维脉的交会穴，"阳维为病苦寒热"，故风池既可疏散风邪，又与太阳相配可清利头目。

（二）物品准备

在治疗时，一般需要准备毫针、碘伏（或 75% 乙醇）、医用棉签、治疗盘等（图 5-1-32）。常用的毫针为不锈钢针，类型主要为环柄针、平柄针。毫针的规格主要指针体的直径和长度，常用针体的直径以0.25 ～ 0.4mm 为主，长度以 1.0 ～ 2.0 寸（25 ～ 50mm）为主，其中 1.5 寸

（40mm）用得最多。

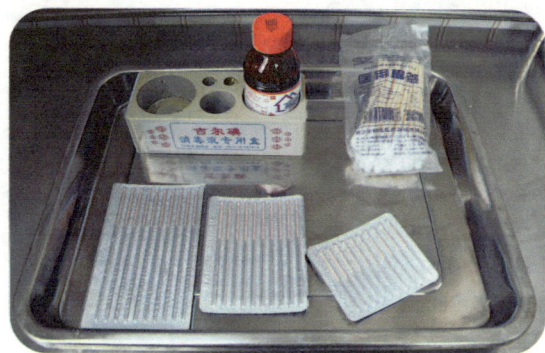

图 5-1-32　物品准备

（三）操作方法

1. 消毒

针刺前必须做好针具、针刺部位及医生手指的消毒（图 5-1-33）。

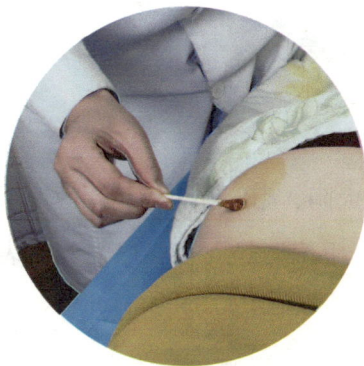

a. 针刺部位消毒　　　　　　　　b. 医生手指消毒

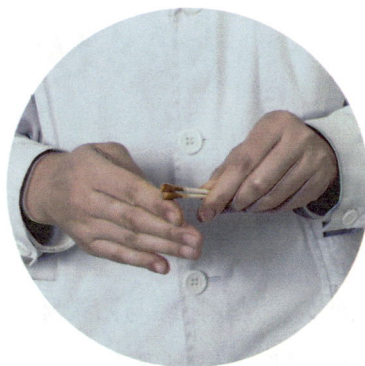

图 5-1-33　针刺部位及医生手指的消毒

2. 进针

一般用双手配合。右手持针，靠拇、食、中指夹持针柄，左手按压针刺部位，以固定腧穴皮肤。临床常用以下几种进针方法。

（1）指切进针法：用左手拇指或食指的指甲切按腧穴皮肤，右手持针，针尖紧靠左手指甲缘迅速刺入（图 5-1-34）。

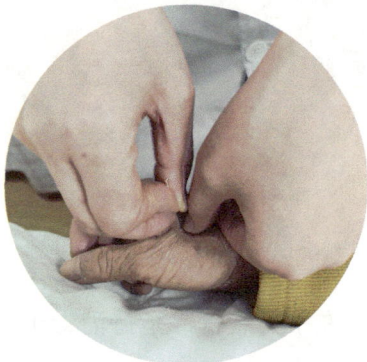

图 5-1-34 指切进针法

（2）舒张进针法：用左手拇、食二指将所刺腧穴部位皮肤撑开绷紧，右手持针刺入（图 5-1-35）。用于皮肤松弛部位的腧穴。

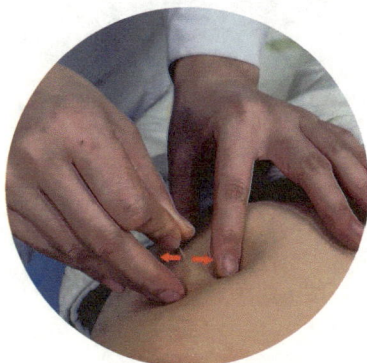

图 5-1-35 舒张进针法

（3）提捏进针法：用左手拇、食二指将欲刺腧穴两旁的皮肤捏起，右手持针，从捏起的上端将针刺入（图 5-1-36）。用于皮肉浅薄部位的腧穴，如印堂穴等。

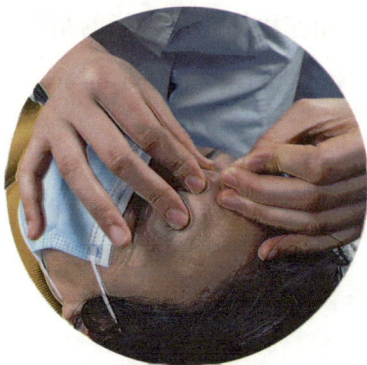

图 5-1-36　提捏进针法

（4）夹持进针法：左手拇、食二指持消毒干棉球，裹于针体下端，露出针尖，将针尖固定在所刺腧穴的皮肤表面，右手捻动针柄，两手同时用力，将针刺入腧穴（图 5-1-37）。用于较长毫针的进针。

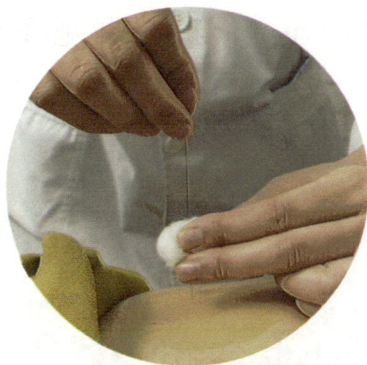

图 5-1-37　夹持进针法

3. 行针与得气

毫针刺入后，施行提插、捻转等行针手法，使之得气，并进行补泻。得气亦称针感，是指将针刺入腧穴后所产生的经气感应。当这种经气感应产生时，术者会感到针下有沉紧的感觉；同时患者出现酸、麻、胀、重等感觉。得气与否及得气的快慢，直接关系到针刺的治疗效果。常用的行针手法有以下两种。

（1）提插法：提插法是将针刺入腧穴一定部位后，使针在穴内进行上、下提插的操作方法（图 5-1-38）。将针从浅层向下刺入深层为插；由深层向上退至浅层为提。

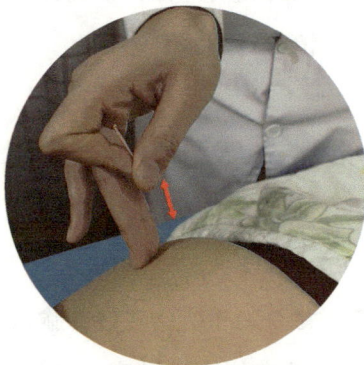

图 5-1-38　提插法

（2）捻转法：捻转法是将针刺入一定深度后，用右手拇指与食指夹持针柄，进行前后旋转捻动的操作方法（图 5-1-39）。

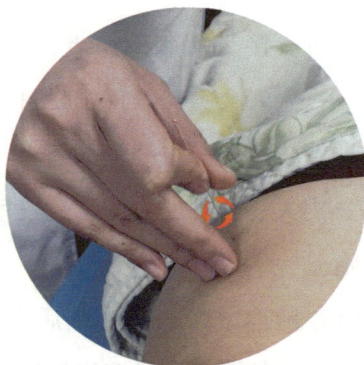

图 5-1-39　捻转法

4. 留针与出针

术者可根据病情确定留针时间，一般病证可酌情留针 15～30 分钟。出针时，用左手拇、食指按住针孔周围皮肤，右手持针作轻微捻转，慢慢将针提至皮下，然后将针起出，用无菌干棉球按压针孔，以防止出血。

（四）应用须知

1. 禁忌证

（1）皮肤感染、溃疡或肿瘤的部位，不宜针刺。

（2）有出血倾向者，慎行针刺。

2. 注意事项

（1）患者在过于饥饿、劳累及精神过度紧张时，不宜立即进行针刺。

（2）对身体虚弱、气血亏虚的患者，针刺时手法不宜过强，并尽量让患者采取卧位。

（3）对胸、胁、腰、背有脏腑所居之处的腧穴，不宜深刺。

（4）针刺眼区和颈项部穴位（如风府、哑门等）时，要注意掌握一定的角度和深度，不宜大幅度提插、捻转和长时间留针，以免伤及重要的组织器官。

（5）对尿潴留的患者，针刺小腹部腧穴时，应避免深刺。

3. 特殊情况处理

（1）晕针：多见于初次接受针刺的患者，由于精神紧张、体位不适、针刺刺激过强等原因，患者会突然出现头晕目眩、面色苍白、心慌汗出、晕厥等。术者应立即停止针刺，将针全部起出，让患者去枕平卧，可指掐或针刺水沟、素髎、内关、合谷、太冲、足三里、涌泉等急救穴，并采取其他必要的处理措施。

（2）滞针：由于患者精神紧张，或针刺后患者因疼痛局部肌肉痉挛，或进针后患者体位变动，使肌肉纤维缠绕针体，导致行针时或留针后针下滞涩，行针或出针困难，患者感觉疼痛。术者应嘱患者放松，或在滞针腧穴附近循按，或扣弹针柄，或在附近再刺一针。

（3）弯针：由于手法不熟练，或针下碰到坚硬的组织，或留针时患者体位变动，或因滞针处理不当，使针柄改变了进针或留针时的方向，行针及出针困难，患者感到疼痛。术者应停止行针，将针顺着弯曲的方向缓慢退出。

（4）断针：由于针具质量不佳，或行针时过于用力，使针折断在人体内。此时术者应用左手拇、食指在针旁按压皮肤，使针的残端暴露体外，右手用镊子将针拔出。若折断部分深入皮肤，应在X线下定位，手术取出。

（5）血肿：由于行针刺破血管，导致微量的皮下出血，出现局部青紫或包块，一般不必处理，可自行消退。若局部肿胀疼痛剧烈，可采用先冷敷后热敷之法。

（6）气胸：针刺胸部、背部和锁骨附近的穴位过深，刺穿了胸腔和肺组织，气体积聚于胸腔而导致气胸，患者会出现胸痛、胸闷、呼吸困难等症状。一旦发生气胸，术者应立即起针，并让患者采取半卧位休息，切勿因恐惧而翻转体位。一般漏气量少者，可自然吸收；对于严重病例须及时组织抢救，如胸腔排气、少量慢速输氧等。

附：人迎气口脉法指导下的五腧穴在呼吸系统疾病治疗中应用

《灵枢·终始》有云："人迎一盛，病在足少阳；一盛而躁，病在手少阳。人迎二盛，病在足太阳；二盛而躁，病在手太阳。人迎三盛，病在足阳明；三盛而躁，病在手阳明。人迎四盛，且大且数，名曰溢阳，溢阳为外格。脉口一盛，病在足厥阴；一盛而躁，在手心主。脉口二盛，病在足少阴；二盛而躁，在手少阴。脉口三盛，病在足太阴；三盛而躁，在手太阴。"从上文可以看出，人迎气口脉法自古就有，非今时之做。关于人迎气口的具体位置，在王叔和《脉经·脉法赞》篇中便有论述："关前一分，人命之主，左为人迎，右为气口……审而知者，针入病愈。"目前对人迎气口脉法介绍较清楚、详尽的是王伟所著的《拨开迷雾学中医——重归中医经典思维》。编者也是辗转受教并用于临床，发现只要依法辨证，效如桴鼓，故而将书中部分内容附于文后。因篇幅有限，下文仅摘录其详述具体选穴、补泻手法及具体操作的部分内容，具体原理请参考原著。

1. 具体操作

以高骨定关，高骨到腕有一个很大的缺口，这个缺口长度为一寸，因此叫作寸口。一寸分十份，只要过了高骨，刚到缺口的位置便是关前一分。诊脉时先通过左右手关前一分大小的对比，判断患者是在阳病还是在阴病，如果左手脉大就是阳病，如果右手脉大就是阴病。然后将盛的一侧关前一分与关脉比较，判断患者具体病变所在。以左手脉大而言，如同时左手关前一分明显小于关，则病在少阳；如同时左手关前一分与关大小差不多，则病在太阳；如同时左手关前一分明显大于关，则病在阳明。以右手脉大而言，如同时右手关前一分明显小于关，则病在厥阴；如同时右手关前一分与关大小差不多，则病在少阴；如同时右手关前一分明显大于关，则病在太阴……脉象如果安静病就在足经，脉象如果躁动病就在手经。

2. 选穴方法

经脉脉气所发的穴位主要集中于肘膝关节以下，这些穴位主要是"五脏五腧，五五二十五腧；六腑六腧，六六三十六腧"，这些穴位就是井、荥、输、原、经、合，五阴经原穴与输穴重合为一穴。

"以主五输奈何？岐伯曰：脏主冬，冬刺井；色主春，春刺荥；时主夏，夏刺输；意主长夏，长夏刺经；味主秋，秋刺合。是谓五变以主五输。"（《灵枢·顺气一日分为四时》）

《内经》的选穴是根据四时而定，就是冬刺井、春刺荥、夏刺输、长夏刺经、秋刺合……这个"冬"不是指天地处于冬天，而是人身的血气处于冬天状态，就是说如果患者当下处于冬天的水象，就针刺井穴。当人处于冬天其脉象特点为"冬脉石"，外象也是冬天凋零的象，特点为"诸病水液，澄彻清冷"，患者的疼痛特点为寒痛。冬气在骨，即人处于冬状态，气血多收敛于骨，所以病变部位多为骨，患者多表现为骨痛。其余几种状态以此类推。当人处于春天木象，针刺荥穴，脉象特点为"春脉弦"，外象为拘紧象；当人处于夏天火象，针刺输穴，脉象特点为"夏脉钩"，外象为过盛的亢奋象；当人处于长夏土象，针刺经穴，脉象特点为"长夏脉代"，外象为黏腻不爽；当人处于秋天金象，针刺合穴，脉象特点为"秋脉毛"，外象为凋落之象。

"人迎一盛，泻足少阳而补足厥阴，二泻一补，日一取之，必切而验之，疎取之上，气和乃止。人迎二盛，泻足太阳而补足少阴，二泻一补，二旦一取之，必切而验之，疎取之上，气和乃止。人迎三盛，泻足阳明而补足太阴，二泻一补，日二取之，必切而验之，疎取之上，气和乃止。脉口一盛，泻足厥阴而补足少阳，二补一泻，日一取之，必切而验之，疎取之上，气和乃止。脉口二盛，泻足少阴而补足太阳，二补一泻，二日一取之，必切而验之，疎取之上，气和乃止。脉口三盛，泻足太阴而补足阳明，二补一泻，日二取之，必切而验之，疎而取之上，气和乃止，所以日二取之者，太阴主胃，大富于谷气，故可日二取之也。"（《灵枢·终始》）

《灵枢》中提及这个"二"与"一"是指针刺的穴数，"二泻"就是指对两个穴位用泻法，"一补"就是指对一个穴位用补法。从原文中可以看出无论什么病，阳经都是刺两穴而阴经都是刺一穴。五输穴每个特定穴都对应特定的时象，每个患者当下都只能处于一个时象，表里经的五输穴只能各选一个治疗特定时象的穴，这样阴经与阳经各选了一个穴，还需要在阳经上再选一个穴，这个穴位一定不能对应时象，那就是阳经的原穴……故每一经病的治疗选穴为：阳经的特定穴、阳经的原穴、阴经的特定穴。

针刺的顺序：先针需要补的穴位，后针需要泻的穴位。

举例说明：如右手关前一分明显大于关，脉代，是为病在足太阴，先取足阳明经穴解溪、原穴冲阳，给予针刺补法，后取足太阴经穴商丘，给予针刺泻法，以此类推。

为了便于穴位查找，编者列表如下（表5-1-1～表5-1-2）。

表5-1-1　人迎气口脉法选穴速查表（阳经）

经络	井穴	荥穴	输穴	原穴	经穴	合穴
脉	石脉	弦脉	钩脉	配穴	代脉	毛脉
手阳明大肠经	商阳	二间	三间	合谷	阳溪	曲池
足阳明胃经	厉兑	内庭	陷谷	冲阳	解溪	足三里
手太阳小肠经	少泽	前谷	后溪	腕骨	阳谷	小海
足太阳膀胱经	至阴	足通谷	束骨	京骨	昆仑	委中
手少阳三焦经	关冲	液门	中渚	阳池	支沟	天井
足少阳胆经	足窍阴	侠溪	足临泣	丘墟	阳辅	阳陵泉

表 5-1-2　人迎气口脉法选穴速查表（阴经）

经络	井穴	荥穴	输穴	经穴	合穴
脉	石脉	弦脉	钩脉	代脉	毛脉
手太阴肺经	少商	鱼际	太渊	经渠	尺泽
足太阴脾经	隐白	大都	太白	商丘	阴陵泉
手少阴心经	少冲	少府	神门	灵道	少海
足少阴肾经	涌泉	然谷	太溪	复溜	阴谷
手厥阴心包经	中冲	劳宫	大陵	间使	曲泽
足厥阴肝经	大敦	行间	太冲	中封	曲泉

3. 针刺方法

选准了需要补泻的穴位，就要进一步施行补泻手法。

（1）针刺的角度其实没有很多人想象得那么复杂。针刺要正指直刺，这个直刺就是指垂直于皮肤刺入，不可让针尖偏向左或偏向右……用 0.30mm×25mm 的一次性针灸针。

（2）针刺补法的要求就是"静"。只有静才能养住气，使气聚集于针下，如此则可使穴位所在经脉气血充实而达到"补则实"的效果。

第一步，闭神。选准穴位后要在穴位上用手扪循、切散、推按、弹怒、抓下等，目的是闭其神。通过这些手法使皮肤不敏感，这样针刺透皮时没有痛感，患者的气才不会被惊扰，只有气不被惊扰才会安静地聚于针下。

第二步，透皮。针刺透皮一定要选对时机，要在患者呼气快要结束时快速针刺透皮，此时只是针尖穿过皮肤，不可一下针刺过深，突然快速地深入很容易惊扰到气，所以这一步的关键是选准时机轻轻透皮。

第三步，"徐内"。在患者呼气的时候，缓缓将针推入，注意只是将针推入不可捻转。推入过程不可过快,一个呼气到不了穴位的深度也不要着急,等下一个呼气过程继续推入,直到得气或达到穴位所在的深度。

第四步,久留。到达穴位深度后不可松手,持针勿置,手一刻都不能离开针柄……如此静静地数着患者的呼吸。每一经的留针呼吸数不同,就这样等待着患者完成一定的呼吸数,等待着气慢慢聚于针下而壮大。

第五步,疾出。留针满呼吸数后,待患者吸气的时候,迅速将针拔出,出针的瞬间快速用干棉球按住针孔,目的是使积聚充足的气安住于经脉之中,不被带出。整个过程"静"是关键,医生心要静,针刺过程要静,患者的心要静,患者的气也要静,越安静效果越好。

(3)针刺泻法的操作过程就是要"动",使壅滞的气动起来。

第一步,透皮。泻法不需要闭神,透皮可以让患者感觉微痛。待患者刚开始吸气时快速将针透皮,透皮亦不可过深。

第二步,疾内。透皮后稍静一下,待患者再吸气的时候,轻快地将针推入到得气或穴位所在的深度,这个深入的过程要在一个吸气中完成,既不可过快而惊着气,又不可过缓而使气滞于针下。

第三步,转针。针刺到穴位后,需要待患者吸气的时候转动针柄,待呼气的时候松手。

第四步,徐出。捻转到呼吸数后,待患者呼气的时候向回转动针柄同时摇动针柄,以使滞住的针松解,捻转摇晃的同时慢慢将针拔出,待呼气结束的同时针从体内拔出。出针之后针孔如果出血只要用干棉球拭去血便可,不可按压穴位。

(4)针刺的深浅与留针时间在《灵枢·经水》里都给了明确的答案。

"……足阳明刺深六分,留十呼。足太阳深五分,留七呼。足少阳深四分,留五呼。足太阴深三分,留四呼。足少阴深二分,留三呼。足厥阴深一分，留二呼。手之阴阳，其受气之道近，其气之来疾，其刺深者皆无过二分，其留皆无过一呼。"

4. 注意事项

（1）患者的呼吸过程一定要自然，要等到患者自然呼气或吸气而进针或出针，不能要求患者为了配合针刺而刻意呼气或吸气。

（2）针刺过程医生一定要"属意病者"，医生不能东张西望，要正身并用严肃的目光注视患者的眼睛。患者被医生盯住后便会感觉很不自在，自然就收住自己的目光，不会东张西望而是精神内收。

（3）针刺选择的补泻穴位如果正确，虚的穴位与实的穴位针下感觉会不同。刺虚的那条经络时，针入后会感觉针的四周比较空松，得气的感觉是气从针下缓缓流过；刺实的那条经络时，针入后会感觉针的四周比较饱满，得气的感觉也是气把针用力顶起。

（4）针刺的深浅与留针的时间可以因人、因时而适当调整，虚人补的时候适当针稍浅一点，实人泻的时候适当针深一点；胖人适当针稍深一点，瘦人适当针稍浅一点；天气温和适当稍浅一点，天气寒冷适当针稍深一点；过虚或过实的患者留针时间可以稍长一点，只是稍微有些虚实偏差的患者留针时间可以稍短一点；脉象滑利或充实的患者留针时间稍短一点，脉象黏涩或虚弱的患者留针时间稍长一点，一切以适度为好。

5. 气至的判断

所谓气至并非针刺的感传，而是脉象的变化。本来脉象为疏泄象，针刺之后必须变成拘紧的象才意味着针刺结束；同样脉象为拘紧象，针刺之后必须变成疏泄象才意味着针刺结束……如果我们针刺二补一泻或二泻一补后脉搏没有发生变化，那我们绝不能停止针刺，要重新思考，在确定辨证无误的情况下不管针几次，一定要继续针，甚至可以延长留针时间，直到脉搏改变而发生气至为止。

6.治疗后注意事项

针刺的每一个细节在治疗上都很重要。

治疗结束后一定要叮嘱患者祛除诱因，因受寒而得病者注意保暖，因生气而得病的要注意调整情绪，因不良饮食习惯而得病的需清淡饮食，因劳逸过度而得病的需要注意调整作息。用针治疗后，患者由疾病状态调整到健康状态，但这个刚得到的状态是很不稳定的，必须去掉一切诱因，维持这个状态一段时间，使得这个状态彻底牢固后才可以放松要求。

7.医案举例

李某，男，37岁，职业性尘肺贰期，胸闷、胸痛3年，伴干咳、少痰，晨起及受凉后明显加重1个月。诊见左人迎大于右气口，左人迎关前一分与关为二盛，脉象弦紧，病在足太阳。补少阴荥穴然谷，泻太阳荥穴足通谷及原穴京骨。具体操作：先取然谷穴，于呼气时进针，针刺二分，留针三呼，吸气时出针，出针时按压针孔；再针足通谷，吸气时进针，留针五分，并于每次吸气时轻轻捻转针柄少许，呼气时松针，共留针七呼，呼气时出针，无须按压针孔；最后针京骨穴，针法同足通谷。针后复诊脉象，患者人迎气口脉均匀一致。第2日查房，患者诉晨起咳嗽已止，继服桂枝加厚朴杏子汤7日，后未诉再发。

二、穴位埋线疗法

穴位埋线疗法，是指在传统医学理论指导下，通过将羊肠线或可吸收性胶原蛋白线等线材埋植在体内，持续刺激腧穴或特定部位，以防治疾病的一种新兴穴位刺激疗法。穴位埋线疗法以线代针，刺激持久，疗效显著，被广泛运用于临床。

穴位埋线适用于尘肺病三证类六证候中的每一种证型，但它是侵入性治疗，更适用于不愿接受每日针刺治疗的尘肺病患者。需要特别注意的是，在使用前排除禁忌证，严格按照注意事项操作治疗。

（一）辨证选穴

1. 咳嗽

主穴　天突、肺俞（图 5-1-40～图 5-1-41）。

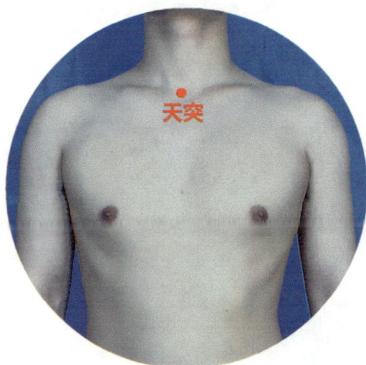

图 5-1-40　天突

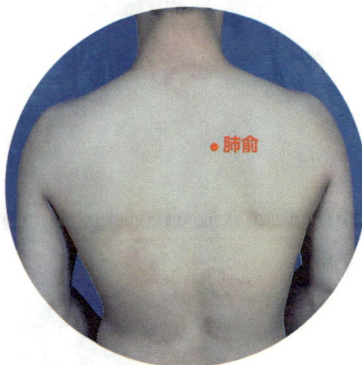

图 5-1-41　肺俞

配穴　痰湿阻肺配足三里、丰隆；肺燥伤阴配肾俞、膏肓、太溪；瘀血阻络配膈俞（图 5-1-42～图 5-1-45）。

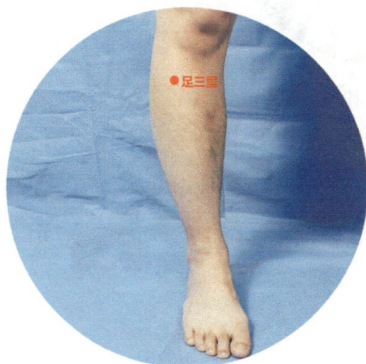

图 5-1-42　足三里

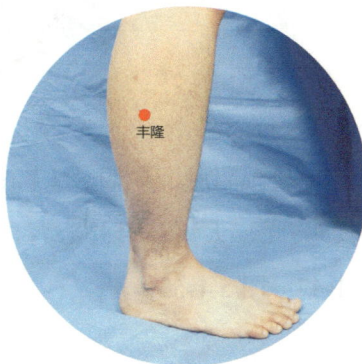

图 5-1-43　丰隆

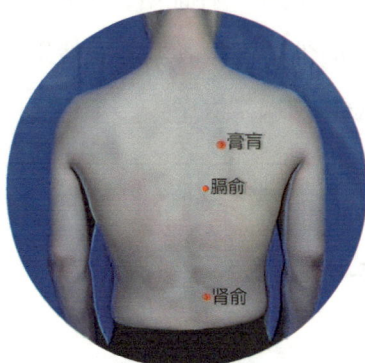

图 5-1-44 膏肓、膈俞、肾俞

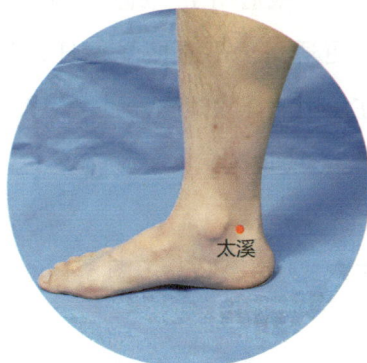

图 5-1-45 太溪

2. 喘证

主穴 大椎、定喘、肺俞（图 5-1-46）。

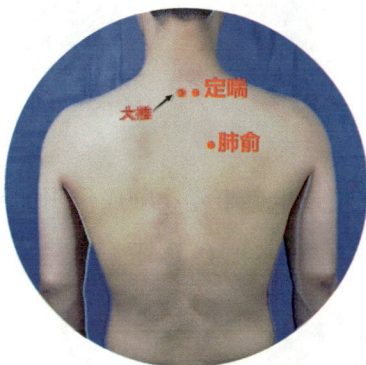

图 5-1-46 大椎、肺俞、定喘

配穴 痰湿阻肺配风门、太渊；肺脾气虚配脾俞、足三里；肺肾气虚配肾俞、关元、太溪，合并心肾阳虚配心俞、肾俞、气海、关元、内关（图 5-1-47～图 5-1-52）。

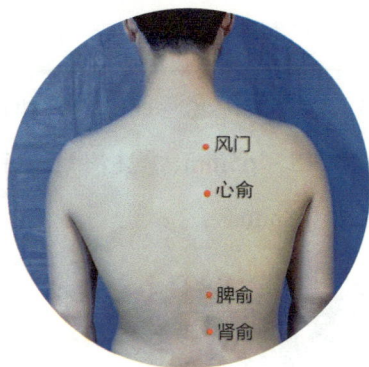

图 5-1-47 风门、脾俞、肾俞、心俞

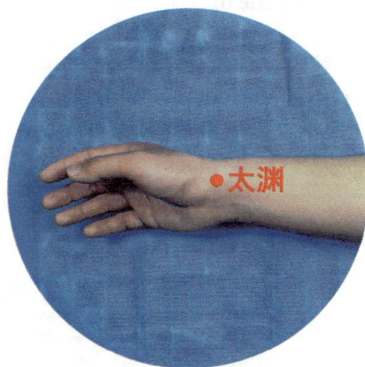

图 5-1-48 太渊

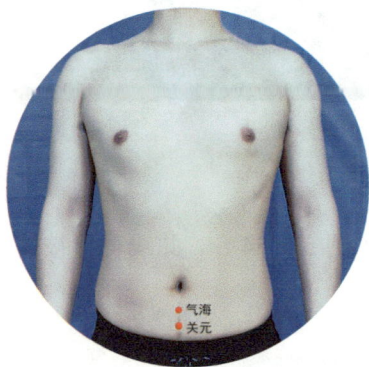

图 5-1-49 关元、气海

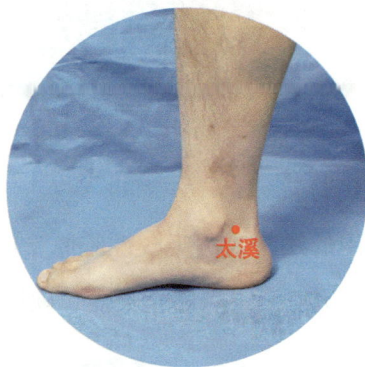

图 5-1-50 太溪

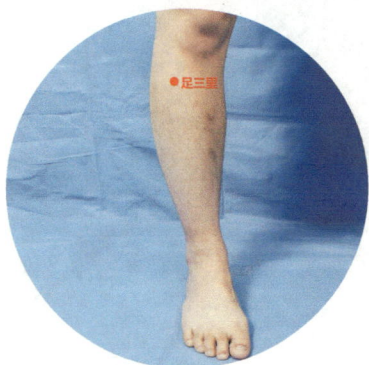

图 5-1-51 足三里

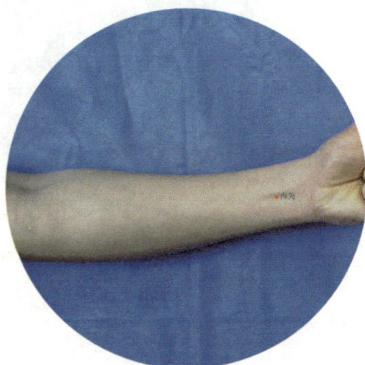

图 5-1-52 内关

（二）物品准备

1. 针具

针具常选用一次性套管针（图 5-1-53）。一次性套管针的针管和针芯为医疗器械不锈钢材质，针管的长度一般为 45 ～ 65mm，规格一般以针管外径区分，常用的为 8#，对应的针管外径为 0.8mm。

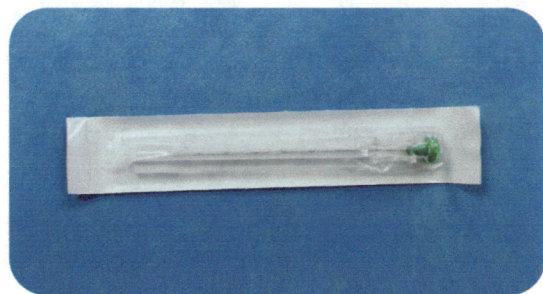

图 5-1-53 针具

2. 线材

常用的线材为可吸收性胶原蛋白线（图 5-1-54）。此线材可被体内酶解吸收，无刺激，可防止炎症、硬结等。

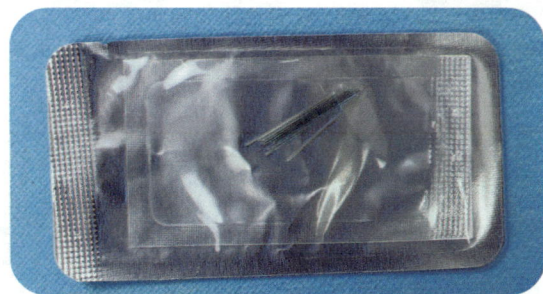

图 5-1-54 线材

（三）操作方法

1. 定位

根据病情选择埋线穴位，嘱患者采取相应体位，充分暴露局部皮肤。

2. 消毒

乙醇（或碘伏）常规消毒，采用环形或螺旋形的方式，由操作部位中心开始向周围涂擦（图 5-1-55）。

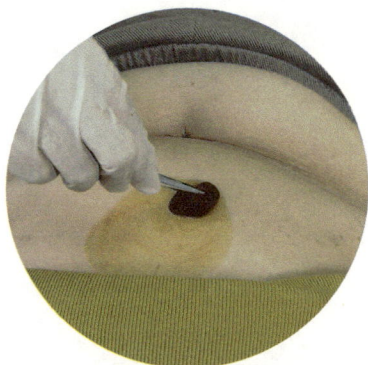

图 5-1-55　施术部位消毒

3. 埋线

（1）置线：取一段适当长度的可吸收性外科缝线，放入套管针的前端，线不可在埋线针尖的最前端露出（图 5-1-56）。

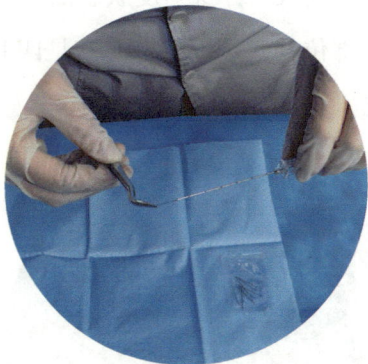

图 5-1-56　置线

（2）插入针芯：针芯从套管针后部插入，不必过深，留出前端置线空间。

（3）持针：套管针常规持针方式为刺手拇、食、中三指夹持针柄，拇指指腹与食指、中指之间相对捏，食指指腹后侧稍抵住针芯处（图5-1-57）。

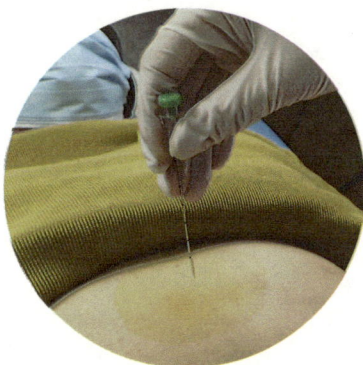

图 5-1-57　持针

（4）进针角度：一般以穴位所处位置及解剖特点决定，有时也要根据具体病情和所需刺激量的大小进行调整。常用的进针角度有直刺、斜刺和平刺。

①直刺：即垂直方向刺入，针身与皮肤表面呈 90° 角（图 5-1-58）。此法适用于身体大多数部位的穴位埋线，尤其是四肢、腹部、腰部、臀部等皮肉比较丰厚的部位。

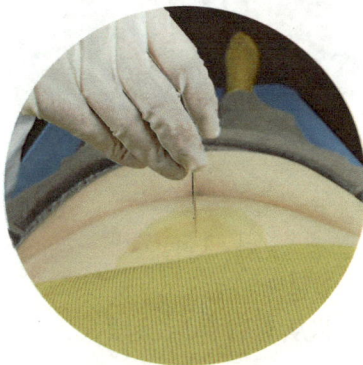

图 5-1-58　直刺

②斜刺：即倾斜刺入，针身与皮肤表面约呈 45° 角（图 5-1-59）。此法适于身体肌肉较浅薄，或深层有重要的血管、神经、组织器官等不宜深刺的部位，如颈项部、肩背部等。

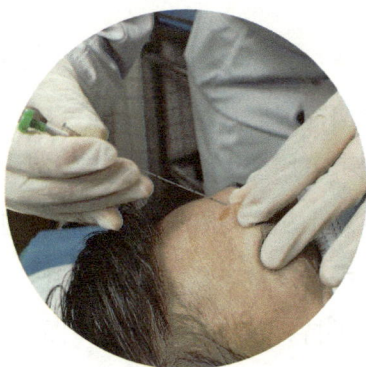

图 5-1-59　斜刺

③平刺：又称横刺、沿皮刺，针身与皮肤表面呈 15° 角刺入（图 5-1-60）。此法适用于皮肉更为浅薄的部位，如头面部，或用于透穴埋线。

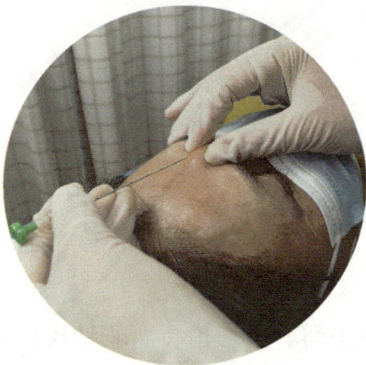

图 5-1-60　平刺

（5）进针方向：穴位埋线时根据治疗的需要及不同的穴位选择适合的进针方向，如固定部位疼痛或不适，可以围绕痛点或相应穴位进针，也可以直接刺向该部位。

（6）进针深度：主要以穴位所处部位的解剖结构为依据，同时结合疾病的特点、病程和患者的体质等因素进行综合考虑。线体主要置于皮下组织和肌肉之间，肌肉较为丰厚的部位可埋入肌层，减肥治疗时可根据情况将线体埋入脂肪层。

（7）进针方法：进针时，针尖靠近进针点皮肤，运用手指及手腕的力量，快速刺透皮肤，使针尖到达皮下。之后再调整针的方向，缓慢刺入相应的埋线部位。切记不可用蛮力，或透皮后还用较大的力量快速深刺，以免出现意外。常用的进针方法类似于毫针的舒张进针法和提捏进针法。

①舒张进针法：左手拇、食二指（或食、中二指）分开置于所刺处，将皮肤向两侧撑开，右手持针从撑开处刺入（图5-1-61）。此法适用于皮肉松弛或皮肉较为丰厚部位的埋线进针。

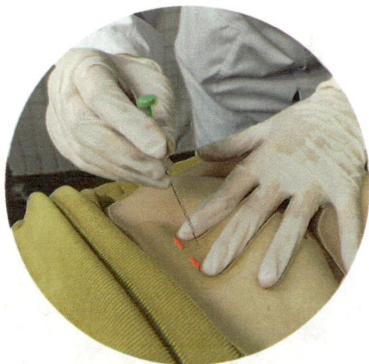

图 5-1-61　舒张进针法

②提捏进针法：左手拇、食二指将所刺处皮肤捏起，右手持针于捏起处刺入（图5-1-62）。此法适用于皮肤浅薄部位及需要斜刺或平刺深埋时的埋线进针。

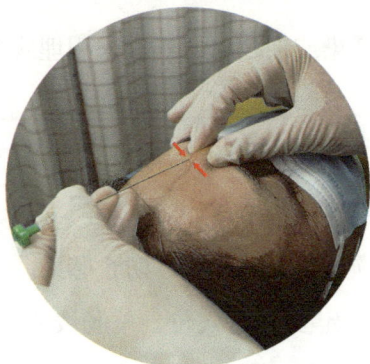

图 5-1-62　提捏进针法

4. 注线

套管针注线时可用单手或双手操作。双手操作（以右利手为例）时，右手持针，左手手指持针芯底座，右手缓慢地边向上边退针身，左手同时向下轻推针芯，将线埋入。单手操作时，针刺入埋线部位并使局部产生针感后，刺手变为食指、中指夹持针身座下部，拇指置于针芯底座上，三指相向用力，即边退针身边进针芯，如注射器注射时的姿势。但要注意，术者一定要将针身与针芯相向同时活动，不可仅用拇指推动针芯。当出现针感后，边推针芯，边退针管，将线材埋植在穴位的肌层或皮下组织内。

5. 出针及针孔处理

注线后将针缓慢退出。出针后用无菌干棉球（签）按压针孔止血，用针孔贴保护针孔。

（四）应用须知

1. 禁忌证

（1）全身发热或感染，各种严重性疾病、过敏性体质、肝肾功能不全及传染病患者，不宜采用埋线疗法。

（2）血友病、血小板减少症及出血倾向患者，不宜采用埋线疗法。

（3）剧烈运动或饮酒后，或处于过饱和过饥状态，或精神紧张的患者不能立即进行埋线。

（4）皮肤有局部感染或溃疡时，不宜采用埋线疗法。

2. 注意事项

（1）埋线前要向患者详细介绍治疗过程及可能出现的情况，减轻患者的紧张情绪和怀疑心理。

（2）治疗期间必须严格无菌操作，防止感染。

（3）进针时针刺一定要到达穴位，羊肠线或可吸收性胶原蛋白线尽量不要埋在脂肪组织中，以免影响线体吸收。

（4）进针时要术者一边观察患者表情，与其交流，听其主诉，一边及时调整针刺角度、方向和深度。切忌进针过快或手法粗暴，以防出现不必要的损伤。

（5）埋线时如有线材露出皮肤，一定要拔出，以免感染。

（6）胸、背部是心肺所居之处，埋线不宜过深，严防刺伤肺脏，造成气胸。督脉部位穴位埋线时，以不过脊髓硬膜为度，以防止意外。

（7）在一个穴位做多次治疗时，最好偏离上次治疗的部位。

（8）头面部血管丰富，一般不做埋线。如患者确实需要埋线，术者须注意过皮后一定要缓慢进针、出针，出针后要用棉球按压针眼片刻，以防出血。

（9）埋线后要让患者休息 5～10 分钟再走，以免出现术后反应，并嘱患者术后 24 小时不要洗澡，以免针眼感染。

3. 特殊情况处理

（1）晕厥：在埋线过程中患者出现晕厥现象，术者应立即停止治疗，使患者平卧、头高脚低，注意保暖，给予温开水或糖水。重者配合针刺人中、内关、涌泉、足三里，以及灸百会等，并可配合其他急救措施。

（2）出血：患者埋线处轻微出血一般是正常的，用干棉签轻轻按压一会儿即可止血。如果出血量较大，干棉签止不住，可能是埋线时伤到大的血管，要及时进行止血处理。

（3）炎症：在埋线操作中，如无菌操作不严格或针眼保护不好，易导致炎症反应。患者多在埋线后 3～4 天出现局部红、肿、热、痛加重等反应，术者一般给予局部热敷和控制感染即可。

（4）过敏：患者埋线后出现皮肤瘙痒、皮疹等反应，轻微过敏可以不做处理，几天后可自行消除，不能自行消除的可以服用抗过敏药物或者进行其他治疗。

（5）局部疼痛：患者埋线后局部出现轻微的疼痛，一般是正常现象，无须处理，2～3 天后就会消失。若疼痛一直比较严重，可能是伤到了神经，需要去医院进行专业处理。

（6）硬结或包块：患者埋线后埋线部位出现硬结或包块，一般是人体对线体的排异反应，故无须处理，几天内可自行消退。但如果是由于线体植入脂肪层或者线体未舒展开而聚集在一起不能自行消退者，需要前往医院进行专业处理。

（7）体温升高：患者埋线后出现的体温或者局部温度升高，一般持续 2～4 天可自行消退，如症状较重，要进行对症处理。

（8）局部渗液：患者埋线后局部有少量白色液体自创口流出，一般不需要处理。若渗出液较多，凸出于皮肤表面，可将白色渗出液挤出，用 75% 乙醇棉球擦去，并覆盖灭菌纱布。

（9）局部淤血：患者埋线后局部出现皮下毛细血管出血，导致皮肤表面青紫，一般无须处理。严重者可用热毛巾进行局部热敷，加快淤血的消散速度。

（10）局部脓肿：患者埋线局部若产生脓液积聚，轻微脓肿可以进行局部热敷消肿。严重者需要进行外科手术切除。

（11）创口溃烂：患者创口若出现局限性缺损、溃烂，轻度溃疡者需进行抗炎处理。严重者需要把线体取出并做抗感染处理。

（12）肌肉坏死：患者埋线局部肌肉出现坏死萎缩时，需及早到正规医院把线体取出，必要时进行其他处理。

（13）线体露出：线体从创口露出，患者需要及时到专业医院把线体取出，并进行严格消毒，以防发生感染。

（14）肌肉麻胀：患者埋线局部或者周围肌肉有麻胀感，可以轻柔按摩埋线局部及其周围，使线体转移。严重者需要把线体取出。

三、耳穴压丸法

耳针技术是用特定针具或其他方法在耳郭相应穴位实施刺激的一种治疗技术。耳穴压丸法为耳针技术的一种，因具有治疗范围广、操作方便、无创伤性的特点，在临床中应用最多，因此下文重点介绍耳穴压丸法的相关内容。耳穴压丸法以耳穴为刺激部位，耳穴是指分布在耳郭上的一些特定区域。

（一）耳穴定位

1. 耳穴定位示意图（图 5-1-63）

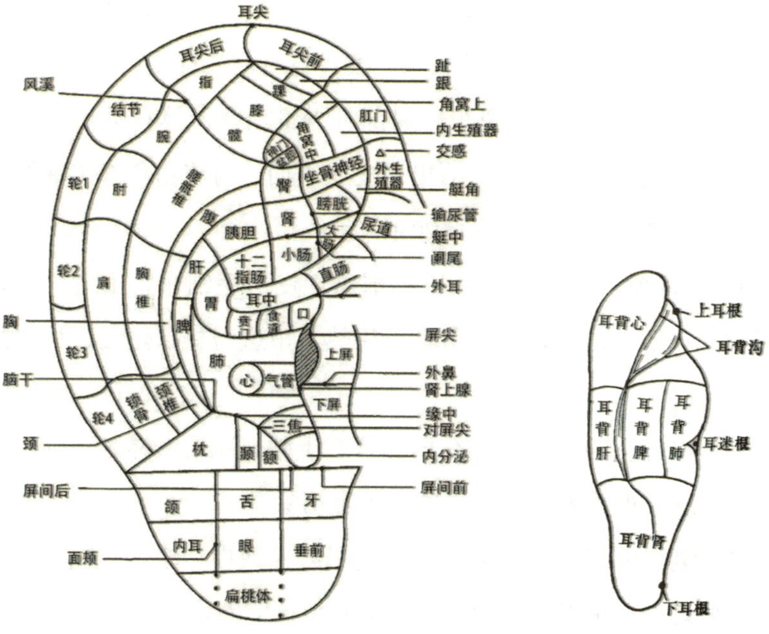

a. 正面　　　　　　b. 背面

图 5-1-63　耳穴定位示意图

2. 常用耳穴的名称及定位

交感：在对耳轮下脚前端与耳轮内缘交界处，即对耳轮 6 区前端。

上屏：在耳屏外侧面上 1/2 处，即耳屏 2 区。

下屏：在耳屏外侧面下 1/2 处，即耳屏 2 区。

皮质下：在对耳屏内侧面，即对耳屏 4 区。

对屏尖：在对耳屏游离缘的尖端，即对耳屏 1、2、4 区交点处。

内鼻：在耳屏内侧面下 1/2 处，即耳屏 4 区。

咽喉：在耳屏内侧面上 1/2 处，即耳屏 3 区。

气管：在心区与外耳门之间，即耳甲 16 区。

扁桃体：在耳垂正面下部，即耳垂 7、8、9 区。

神门：在三角窝后 1/3 的上部，即三角窝 4 区。

肾上腺：在耳屏游离缘下部尖端，即耳屏 2 区后缘处。

脾：在 BD 线下方，耳甲腔的后上部，即耳甲 13 区。

肺：在心、气管区周围处，即耳甲 14 区。

肾：在对耳轮下脚下方后部，即耳甲 10 区。

胃：在耳轮脚消失处，即耳甲 4 区。

大肠：在耳轮脚及部分耳轮与 AB 线之间的前 1/3 处，即耳甲 7 区。

内分泌：在耳屏切迹内，耳甲腔的底部，即耳甲 18 区。

枕：在对耳屏外侧面的后部，即对耳屏 3 区。

额：在对耳屏外侧面的前部，即对耳屏 1 区。

耳尖后：在耳郭向前对折上部尖端的后部，即耳轮 7 区。

3. 耳郭标志点、线的设定

在耳轮的内缘上，设耳轮脚切迹至对耳轮下脚间中、上 1/3 交界处为 A 点；在耳甲内、由耳轮脚消失处向后作一水平线与对耳轮耳甲缘相交，设交点为 D 点；设耳轮脚消失处至 D 点连线的中、后 1/3 交界处为 B 点；设外耳道口后缘上 1/4 与下 3/4 交界处为 C 点。从 A 点向 B 点作一条与对耳轮耳甲缘弧度大体相仿的曲线；从 B 点向 C 点作一条与耳轮脚下缘弧度大体相仿的曲线。

（二）辨证选穴

1. 咳嗽

主穴 肺、气管、交感。

配穴 外感咳甚配对屏尖；痰湿阻肺配脾；肺脾气虚配脾、胃、大肠；肺肾气虚配肾。每次选用 3～5 个穴。

2. 喘证

主穴 肺、气管、肾上腺、对屏尖、皮质下。

配穴 喘甚配神门、内分泌、交感、大肠；肺脾气虚配脾、肾。每次选用 3～5 个穴。

3. 合并感冒

主穴 肺、上屏、内鼻、气管。

配穴 风热感冒配耳尖；风寒感冒配额、枕、下屏；暑湿感冒配胃、脾、大肠。发热配轮 1、轮 2、轮 3、轮 4；咽痛配咽喉、扁桃体、耳尖后。每次选用 3～5 个穴。

（三）物品准备

耳朵模型、耳穴贴、探棒、75% 乙醇（图 5-1-64）。

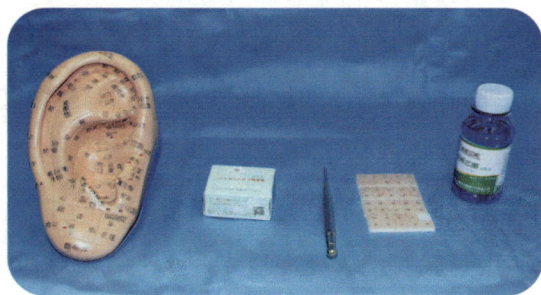

图 5-1-64　物品准备

（四）操作方法

1. 消毒

先用乙醇棉球或蘸有乙醇的棉签对耳郭局部进行消毒（图 5-1-65）。

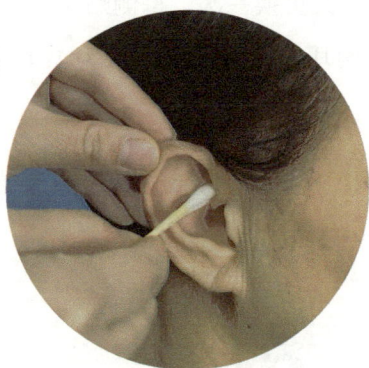

图 5-1-65 对耳郭局部进行消毒

2. 固定

左手托住耳郭，右手用探棒将黏附有压丸的胶布贴敷于耳穴后，适当按压固定（图 5-1-66）。

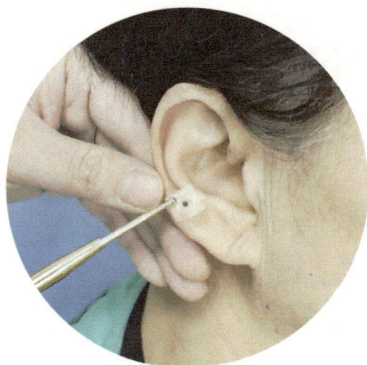 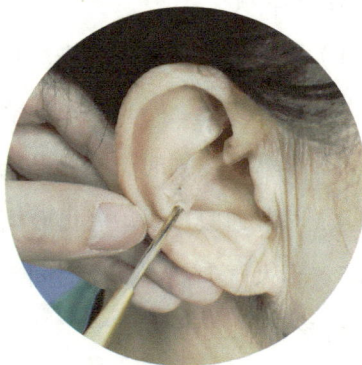

a. 黏附取用　　　　　　　　　　　b. 固定位置

图 5-1-66 固定压丸

3. 按压

当确定胶布牢固后，用手指适当按压，至耳郭发热，并出现酸、麻、胀、痛感（即"得气"），持续约 3 分钟（图 5-1-67）。在耳穴贴压期间，每日按压 3～5 次，2～4 天更换一次，每侧贴压的耳穴不宜超过 10 个。一般两耳可同时贴压，或两耳交替贴压，10 次为 1 个疗程。

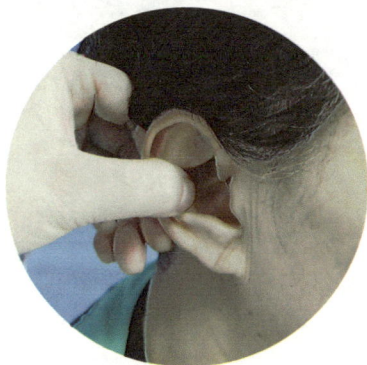

图 5-1-67　按压

（五）应用须知

1. 注意事项

（1）严格消毒，防止感染。耳压丸应经严格筛选、消毒后使用。

（2）适度按压，防止胶布脱落或污染。

（3）耳郭有皮损时，不宜贴压。

（4）对普通胶布过敏者可改用脱敏胶布。

（5）若天气炎热，贴压时间不宜过长，以 1～2 日为宜。

2. 特殊情况处理

（1）过敏：如果在耳穴压丸使用过程中，患者对胶带或使用材料过敏，应立即停止操作，去除过敏材料并给予抗过敏等对症治疗。如果过敏症状严重或出现其他不适症状，应立即就医并遵医嘱，切勿自行处理。

（2）局部感染：如果患者感染情况轻微且可以忍受，不影响正常学习及生活，无须处理。如果患者疼痛明显或出现轻微炎症反应，应暂停耳穴压丸，注意休息，避免挤压患部，并使用消炎止痛等药物进行治疗。症状消失后可以继续进行耳穴压丸。

（3）严重感染：如果患者感染较重或出现局部溃脓或全身不适症状，应立即终止耳穴压丸，同时针对患者情况给予排脓、消炎、止痛等治疗。如果症状进一步加重或出现其他不适，应立即就医并遵医嘱，切勿自行处理。

四、放血疗法

放血疗法是指通过使用三棱针等特殊针具刺破血络或腧穴，放出适量血液，或挤出少量液体，或挑断皮下纤维组织，以治疗疾病的方法。《灵枢·官针》称之为"络刺""赞刺""豹纹刺"等，现代称之为"放血疗法"。三棱针古称"锋针"，是一种"泻热出血"的常用工具。现用的三棱针多由不锈钢材料制成，针长约 6cm，针柄稍粗呈圆柱形，针身呈三棱状，尖端三边有刃，针尖锋利，现常用一次性注射器针头代替。

（一）辨证选穴

1. 外感风热

选取尺泽、耳尖、少商、商阳等穴行点刺法放血，配合大椎刺络拔罐（图 5-1-68～图 5-1-70）。

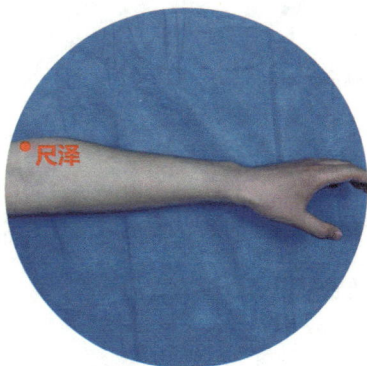

图 5-1-68　尺泽

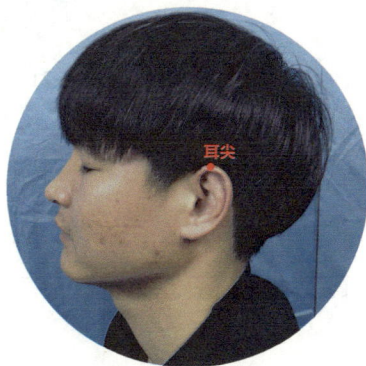

图 5-1-69　耳尖

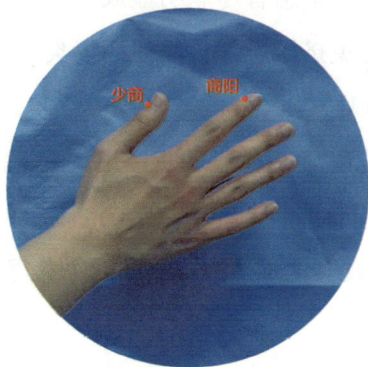

图 5-1-70　少商、商阳

2. 风热犯肺及痰热壅肺

若见热性喘证，选取大椎、定喘、肺俞行放血疗法，亦可配合拔罐（图 5-1-71）。

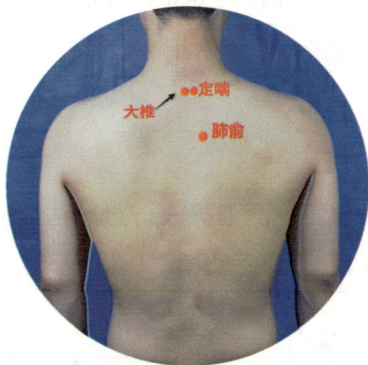

图 5-1-71　大椎、肺俞、定喘

（二）物品准备

三棱针（或一次性注射器针头）、75% 乙醇（或碘伏）、医用棉签、95% 乙醇、玻璃罐、点火棒、治疗盘等（图 5-1-72）。

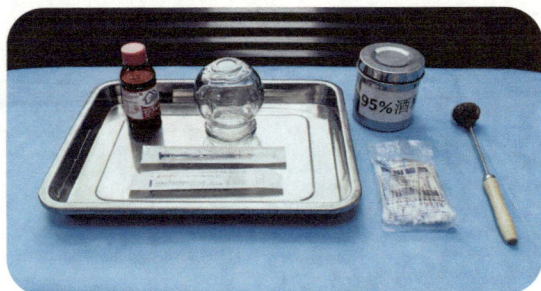

图 5-1-72　物品准备

（三）操作方法

1. 持针方法

术者右手持针，用拇、食二指捏住针柄，中指指腹紧靠针身下端，针尖露出 3～5mm。

2. 常用刺法

（1）点刺法：此法主要用于指趾末端、头面部、耳部等穴位。点刺前需在拟刺部位或其周围用推、揉、挤、捋等方法，使局部充血，再常规消毒（图 5-1-73～图 5-1-74）。点刺时，押手固定点刺部位，刺手持针，对准所刺部位快速刺入、退出，然后轻轻挤压针孔周围，使出血少许，再以无菌干棉球按压针孔止血（图 5-1-75～图 5-1-76）。

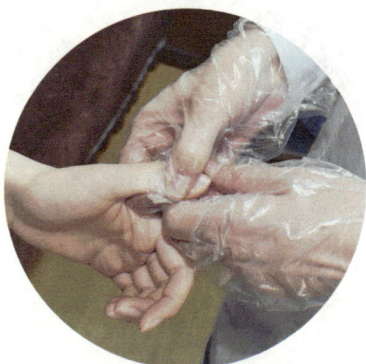

图 5-1-73　点刺前使拟刺部位充血

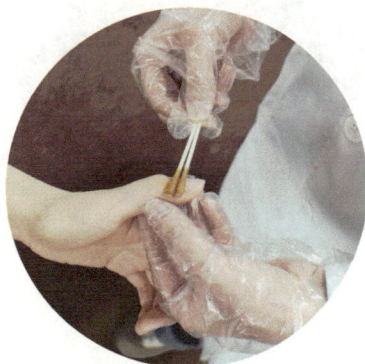

图 5-1-74　常规消毒

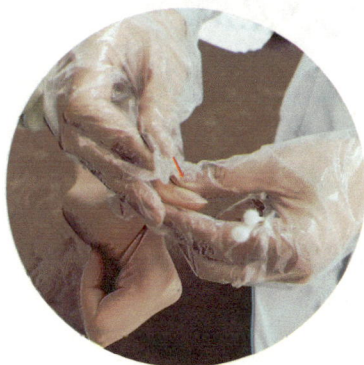

图 5-1-75　快速刺入所刺部位

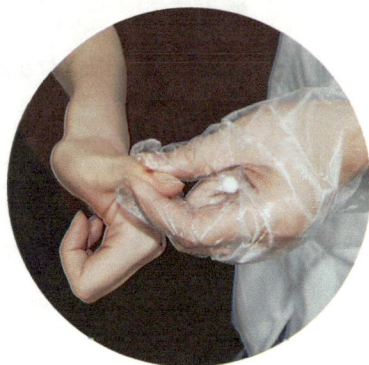

图 5-1-76　挤压出血

（2）散刺法：此法主要用于大椎、肺俞、定喘等局部肌肉组织比较丰厚的穴位。局部消毒后，根据病变部位大小的不同，连续浅刺 5～10 针，由病变外缘呈环形向中心点刺。点刺后可配合挤压或拔罐等方法，以促使瘀血或水肿的排出，达到祛瘀生新、通经、宣肺解表的目的（图 5-1-77～图 5-1-79）。

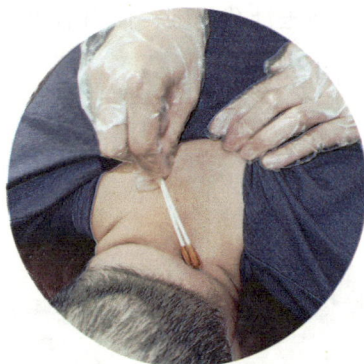

图 5-1-77　局部消毒

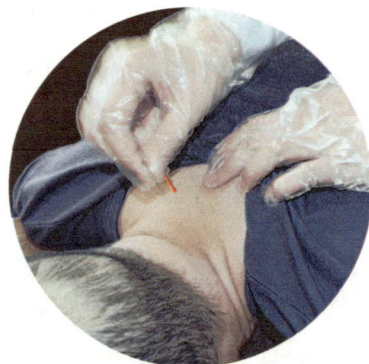

图 5-1-78　连续点刺

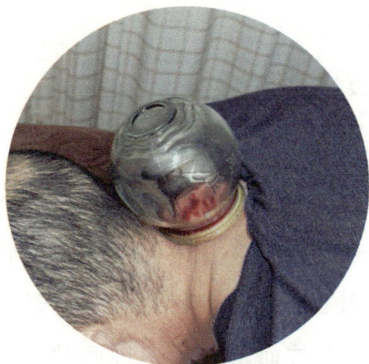

图 5-1-79　拔罐放血

3. 出血量及疗程

大椎、定喘等穴，点刺后予以拔罐放血，出血量 1～5mL，拔罐 10～15 分钟，以局部青紫为度，每日 1 次，至热退及症状消失；少商、商阳等穴，点刺后予以挤压放血，出血量 20～30 滴（1～3mL），每日 1 次或隔日 1 次，至症状消失。

（四）应用须知

1. 禁忌证

（1）因高热引发抽搐者，不宜放血。

（2）体质虚弱、凝血功能障碍、晕针晕血者，不宜放血。

（3）患有重大疾病的患者，不宜放血。

（4）传染病患者，不宜放血。

（5）处于过度饥饿、紧张、疲劳、大汗或大泄之后等特殊状态者，不宜放血。

（6）血管瘤部位、不明原因的肿块部位禁刺。

2. 注意事项

（1）施术前，应做好必要的解释工作，以消除患者疑虑。

（2）尘肺病患者为本虚标实，出血量不宜过大。

（3）术者须避免直接接触患者血液，所出血液应做无害化处理。患者术后需适当休息再离开。

（4）应注意避免伤及大动脉。

3.特殊情况处理

（1）晕针：如果在放血过程中患者发生晕针，需要立即停止放血，并进行止血处理。同时术者应嘱患者平卧休息，并适量饮用温开水。对于晕针较为严重的患者，可以用毫针刺激人中、涌泉等穴位，帮助缓解不适症状。

（2）血肿：如果患者放血治疗后出现血肿，术者可以采用手指挤压出血或火罐拔出血等方式处理。如果以上方法无法消除血肿，可以采用热敷方式促进血肿吸收和消散。

（3）出血：如果在放血过程中误刺伤动脉，术者应立即使用消毒纱布进行局部加压止血，以防止出血过多。

第二节 艾灸类

艾灸疗法是在中医理论指导下，在人体特定的穴位上实施艾灸，通过艾灸对局部经络穴位的刺激，发挥疏通经络、平衡阴阳、调理气血的作用，以达到预防和治疗疾病的目的。艾灸使用的主要材料是由艾叶制成的艾绒。《本草纲目》记载："艾叶生则微苦太辛，熟则微辛太苦，生温熟热，纯阳也……可以回垂绝元阳。服之则走三阴，而逐一切寒湿，转肃杀之气为融和。灸之则透诸经，而治百种病邪……"李梴在《医学入门》中指出："凡病药之不及，针之不到，必须灸之。"艾叶具有理气血、温经脉、逐寒湿、止冷痛的功效。艾灸疗法将艾叶自身的药性与燃烧产生的热力相结合，刺激熏灼施灸部位，使人体经气得以激发，循经感传入体并渗透诸经、筋骨至全身，可以发挥温经散寒、通络止痛、扶阳固脱、升阳举陷、拔毒泄热、防病保健等功效。

艾灸作为中医特色疗法之一，临床应用广泛，尤其适用于虚证、寒证及血瘀证。《素问·异法方宜论》说："脏寒生满病，其治宜灸焫。"凡受寒、饮冷而致脘腹胀满、消化不良者，宜灸。《灵枢·经脉》指出："陷下则灸之。"凡气虚下陷之症，可施灸。《灵枢·官能》说："阴阳皆虚，火自当之；经陷下者，火则当之；结络坚紧，火所治之。"凡气血虚弱、经脉下陷或寒湿凝筋者，可灸之。《圣济总录》说："用灸之理，凡以温之而已。若病有因寒而得，或阴证多寒，或是风寒湿痹脚气之病，或是上实下虚厥逆之疾，与夫劳伤痃癖，及妇人血气，婴孺疳疾之属，并可用灸。"因此针对尘肺病患者的气虚证、痰湿阻肺证及瘀阻肺络证都可使用灸法，常用灸法有悬灸法、温灸器灸法及益肺灸（又称督灸）。

一、悬灸法及温灸器灸法

（一）辨证选穴

1. 咳嗽

主穴 肺俞、膻中。

配穴 风寒配大椎、风门；痰湿阻肺配足三里、阴陵泉、定喘；肺肾气虚配大椎、太溪。

各穴位置见图 5-2-1～图 5-2-5。

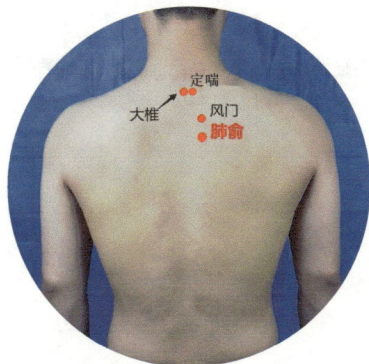

图 5-2-1 肺俞、大椎、风门、定喘

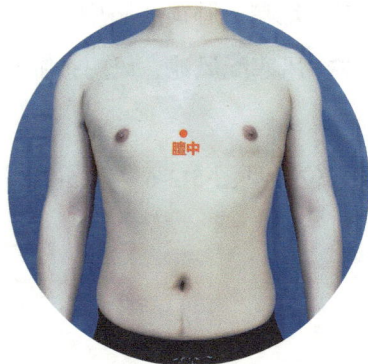

图 5-2-2 膻中

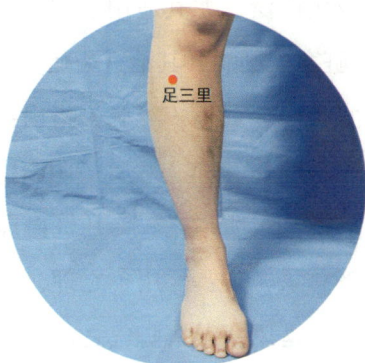

图 5-2-3 足三里

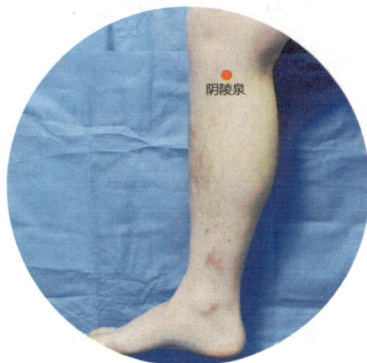

图 5-2-4 阴陵泉

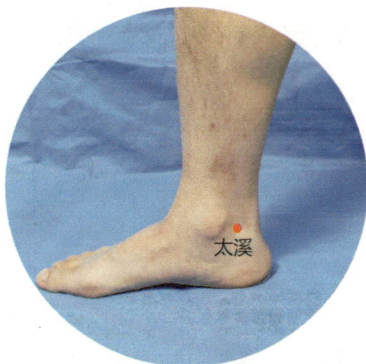

图 5-2-5 太溪

2. 喘证

主穴 定喘、肺俞、膻中。

配穴 风寒配风池、风门；肺脾气虚配膏肓、脾俞；肺肾气虚配气海、太溪。

各穴位置见图 5-2-6 ～ 图 5-2-8。

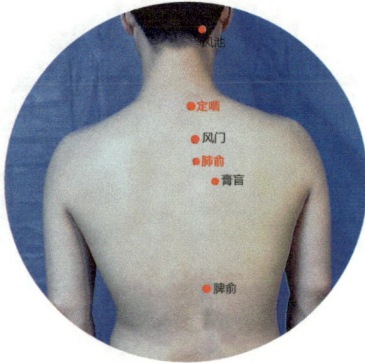

图 5-2-6　肺俞、定喘、风池、风门、膏肓、脾俞

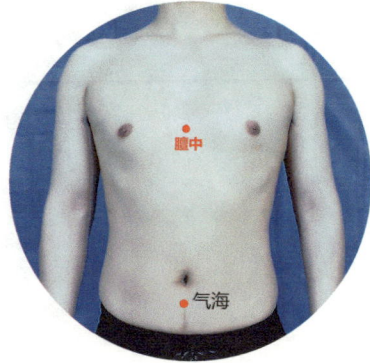

图 5-2-7　膻中、气海

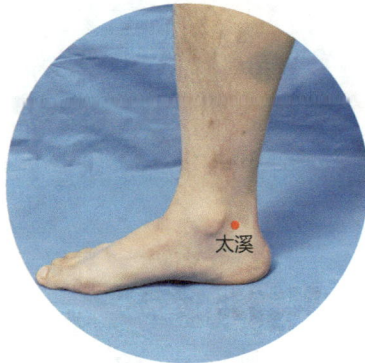

图 5-2-8　太溪

3. 合并感冒

主穴　风池、风门。

配穴　风寒配大椎；暑湿配丰隆；卫气同病配合谷。

各穴位置见图 5-2-9 ~ 图 5-2-11。

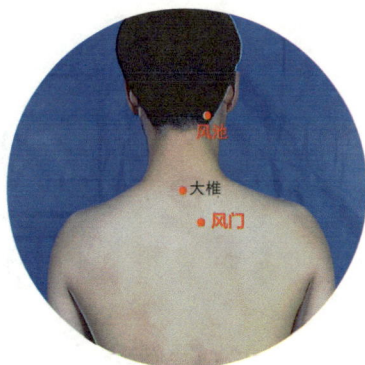

图 5-2-9　风池、风门、大椎

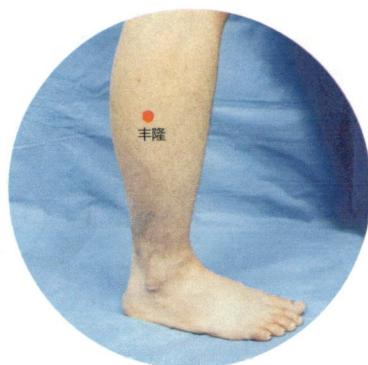

图 5-2-10　丰隆

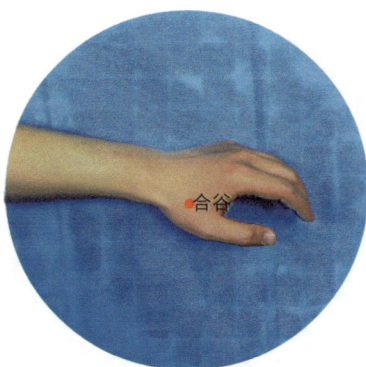

图 5-2-11　合谷

（二）物品准备

艾条、艾条段、悬灸器、毫针、灸盒、75% 乙醇（或碘伏）、医用棉签、打火机（图 5-2-12）。

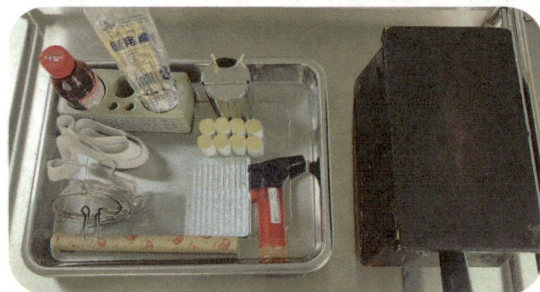

图 5-2-12　物品准备

（三）操作方法

1. 悬灸法（温和灸）

（1）根据患者病情辨证选穴，确定穴位后，嘱患者采取合适体位，暴露腧穴处皮肤。

（2）手持艾条或使用悬灸器，将艾条的一端点燃，直接悬于施灸部位上，与皮肤保持一定的距离（2～3cm），使热力能较温和地作用于施灸部位（图5-2-13～图5-2-14）。

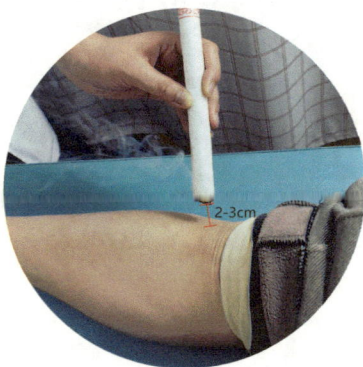

图5-2-13　手持艾条施灸

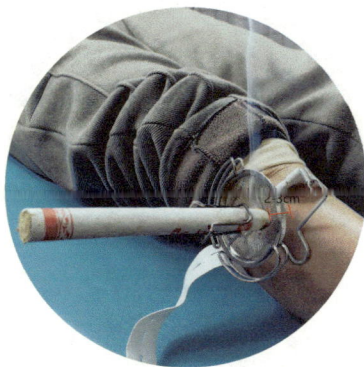

图5-2-14　使用悬灸器施灸

（3）每穴灸5～10分钟，至患者局部皮肤稍有红晕，有温热舒适无灼痛感时移开，熄灭艾火。

（4）该法与针刺相结合，即温针灸。在针灸针针柄上套上约1cm艾条段，点燃艾条段后通过针灸针将热量传至患者深层组织（图5-2-15）。

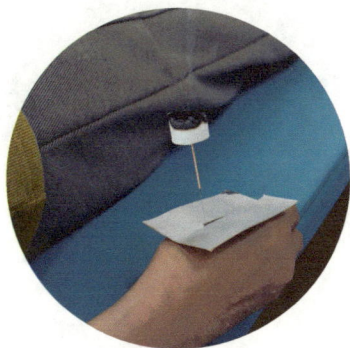

图5-2-15　温针灸

2. 温灸器灸法（灸盒灸法）

（1）根据患者病情辨证选穴，确定穴位后，嘱患者采取合适体位，暴露腧穴处皮肤。

（2）将灸盒固定于施灸部位中央，点燃艾条段或者艾绒后，将其放置于灸盒内底部的铁砂网上，盖上盒盖（图 5-2-16～图 5-2-17）。

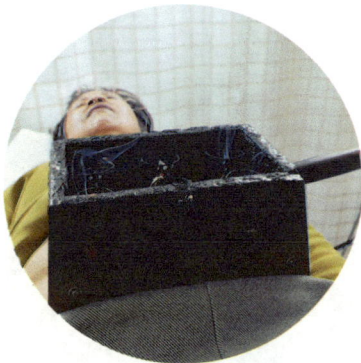

图 5-2-16 燃艾置盒

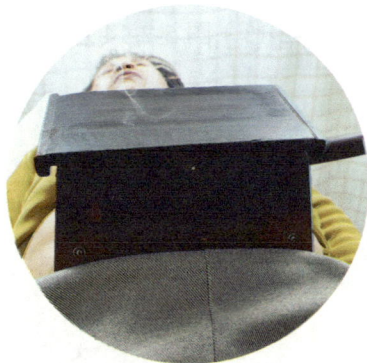

图 5-2-17 合盖

（3）灸至患者局部皮肤稍有红晕，有温热舒适无灼痛感时移开，熄灭艾火。

（4）该法也可与针刺相结合，在针刺部位上方悬置灸盒，通过针灸针将热量传至患者深层组织（图 5-2-18）。

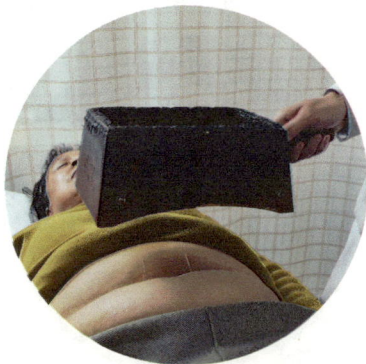

图 5-2-18 在针刺部位上方悬置灸盒

（四）应用须知

1.注意事项

（1）术者应引导患者取合理体位，充分暴露施灸部位，注意保暖及保护隐私。保持室内空气流通。

（2）施灸过程中术者应随时询问患者有无灼痛感，如有不适及时调整距离，防止灼伤皮肤。

（3）注意施灸的时间，不要在饭前空腹或饭后立即施灸。

（4）患者灸后需注意保暖，适量饮用温开水。

（5）施灸完毕，术者应立即将艾柱放置在熄火瓶内，熄灭艾火。

（6）操作完毕后，记录患者施灸的方式、部位、施灸处皮肤及患者感受等情况。

（7）初次使用灸法时，以小剂量、短时间为宜，待患者耐受后，逐渐增加剂量。

2.特殊情况处理

水疱：患者灸后局部皮肤出现微红灼热，属于正常现象。如出现小水疱，无须处理，可自行吸收。如水疱较大，需立即报告医师，遵医嘱配合处理。

二、益肺灸

益肺灸又称督灸，是在督脉脊柱段及其两侧区域施以"隔姜灸"联合"隔药灸"来治疗疾病的方法（图5-2-19），可起到温补肺肾以补虚、温经通络以壮阳固表的作用。督脉是人体的"阳脉之海"，总督一身之阳经，具有调节全身阳气、传输经气、敷布命门之火以温煦脏腑等作用。有文献显示，督灸联合西药常规治疗，既能改善尘肺病患者"咳、喘、闷、痛"的临床症状，又能上调尘肺病患者的 CD_4+/CD_8+，降低 NK 细胞、IgA、IgG 水平，纠正尘肺病患者免疫功能紊乱状态，调节机体免疫功能，减少合并肺部感染次数，以起到延缓尘肺病进展的作用。

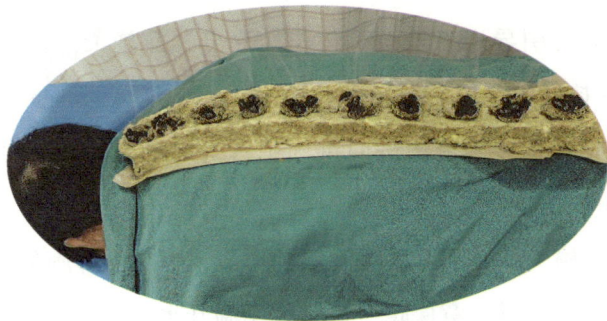

图 5-2-19　益肺灸

（一）物品准备

术者需提前准备灸粉（肉桂、川芎等，研成粉末）5g、桑皮纸、适量艾绒、生姜 3kg 等，将清洗干净的生姜切块，使用粉碎机打制成姜泥，用纱布将部分姜汁挤出后备用；将适量艾绒置于手心，搓揉成 2cm×4cm 的实心锥形艾团 30 个备用（图 5-2-20）。

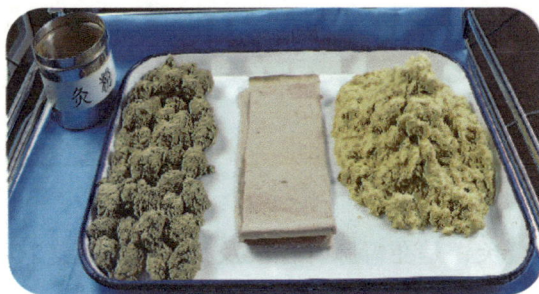

图 5-2-20　物品准备

（二）操作方法

1.患者准备

（1）嘱患者排空大小便后，寻找合适姿势，俯卧于治疗床上并充分暴露后背部。

（2）用棉质洞巾铺于患者后背部，暴露督脉中线，大椎穴至腰俞穴部位，左右沿及膀胱经第 1 侧线区域，宽约 5cm。

2. 清洁皮肤

术者用温度适中的湿巾自上而下沿脊柱将督脉常规擦拭干净、晾干。

3. 施灸

（1）施灸部位为大椎穴至腰俞穴。将灸粉沿脊柱撒于施灸部位，宽度 5cm（图 5-2-21）。

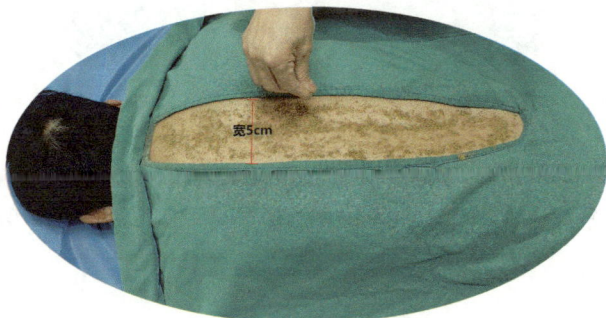

图 5-2-21　撒灸粉

（2）将宽 10cm、长 50cm 的桑皮纸覆盖在药粉的上面，桑皮纸的中央对准督脉（图 5-2-22）。

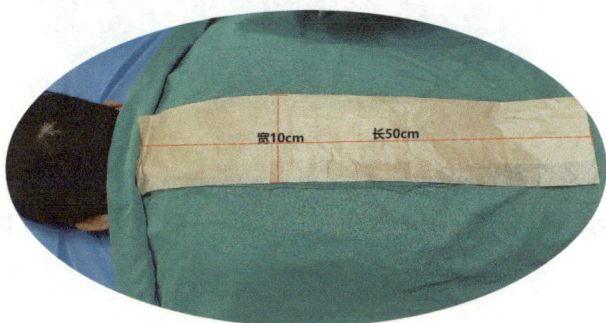

图 5-2-22　盖桑皮纸

（3）把姜泥牢固地铺在桑皮纸中央，姜泥从大椎穴铺至腰俞穴，高3cm，顶宽5cm，长为大椎穴至腰骶部的长度，呈梯形（上窄下宽），顶端用拇指轻按出凹槽，便于放置艾团（图5-2-23）。

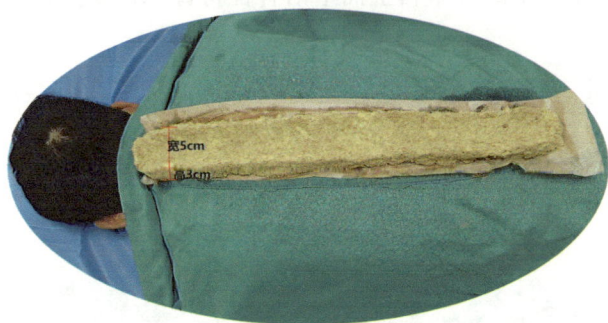

图5-2-23　铺姜泥

（4）在姜泥上面放置锥形艾团，每壮艾团数量可根据患者耐受度增减（图5-2-24）。

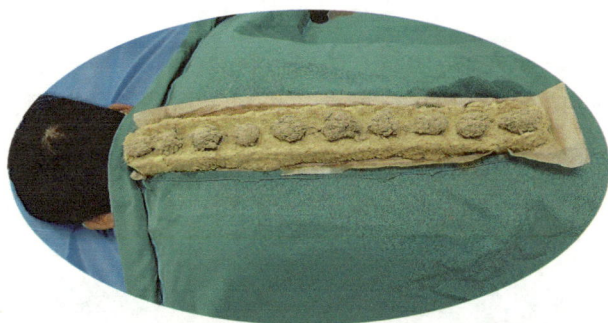

图5-2-24　放艾团

（5）以线香点燃艾团的上、中、下三点，任其自燃自灭（图5-2-25）。

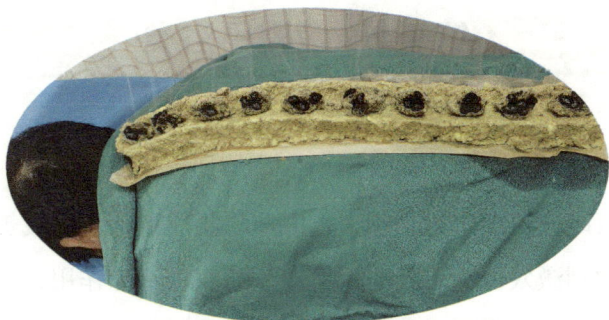

图 5-2-25　点燃艾团

（6）待 1 壮完全燃烧后再换 1 壮，共灸 3 壮。灸完 3 壮后取下姜泥，用温热湿巾轻轻揩干净泥及艾灰。

4. 疗程

每次治疗 1.5～2 小时，10～15 天治疗 1 次，5 次为 1 个疗程。

（三）应用须知

1. 禁忌证

（1）饭后 1 小时内不宜灸。

（2）脉搏每分钟 90 次以上禁灸，过饥、过饱、酒醉禁灸。

2. 注意事项

（1）督灸过程中产生的艾烟较多，治疗室内应有排烟设备，并在治疗床旁准备好防火设备。

（2）术者在操作时要密切注意患者情况，防止由于患者活动引起燃烧中的艾团脱落。

（3）治疗结束后，术者应嘱患者缓慢坐起，并在治疗床上静坐 5～10 分钟，以免出现体位性眩晕而摔倒。

（4）患者灸后当天不宜洗澡，夏季不宜久居空调室，以免感受风寒。灸后多喝温水以免耗伤津液，同时忌食生冷之物。

第三节 敷熨熏浴类

一、穴位贴敷

穴位贴敷以经络理论为基础，选取药物制成膏状，贴敷于相应的穴位上，通过药物刺激穴位，起到药效、穴效的双重治疗作用，是临床上治疗呼吸系统疾病最常用的中医外治法之一（图 5-3-1）。有文献显示，中药穴位贴敷及三伏贴能对尘肺病患者起到提高肺通气功能指标、调节免疫功能、改善生存质量评分等作用。

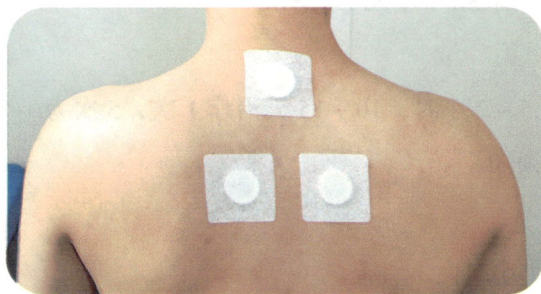

图 5-3-1 穴位贴敷

（一）辨证选穴

主穴 大椎、天突、肺俞、膈俞、定喘、足三里（图 5-3-2～图 5-3-4）。

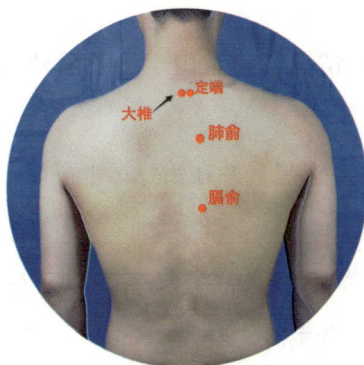

图 5-3-2 大椎、肺俞、膈俞、定喘

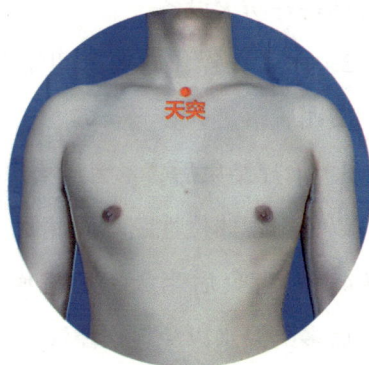

图 5-3-3 天突

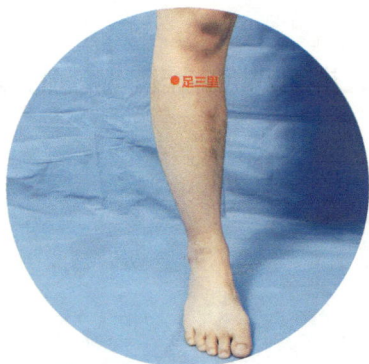

图 5-3-4 足三里

1. 咳嗽

配穴 风寒配风门、中府；痰湿配中脘、丰隆；痰热配膏肓、丰隆（图 5-3-5～图 5-3-7）。

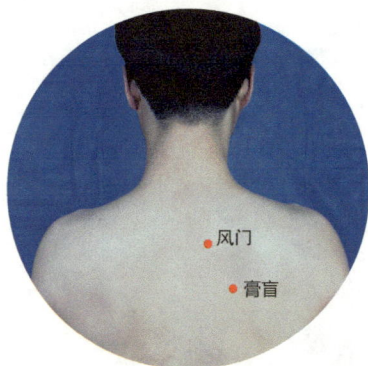

图 5-3-5 风门、膏肓

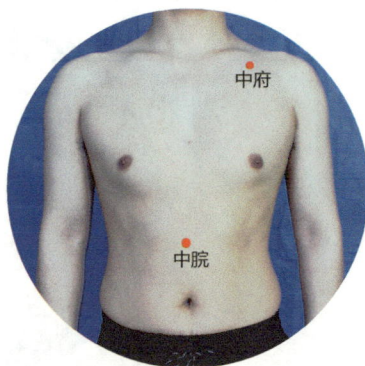

图 5-3-6 中府、中脘

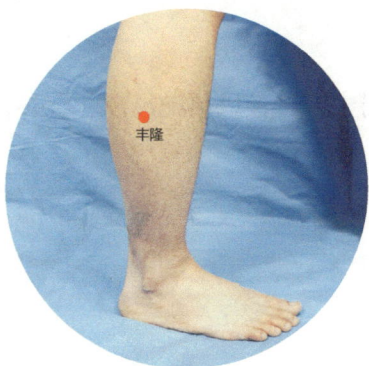

图 5-3-7 丰隆

2. 喘证

配穴 寒证配风门；热证配丰隆；虚证配肾俞、关元、气海（图 5-3-8 ~
图 5-3-10）。

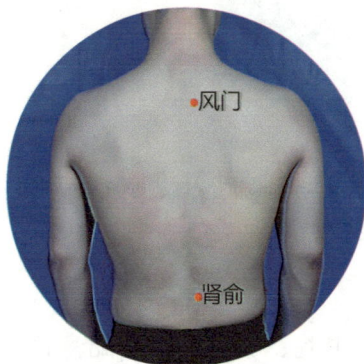

图 5-3-8 风门、肾俞

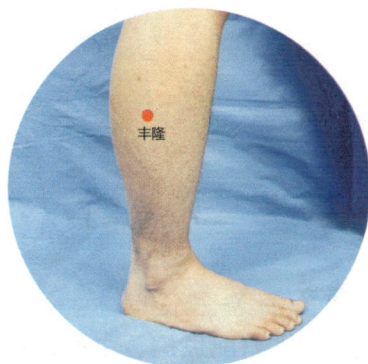

图 5-3-9 丰隆

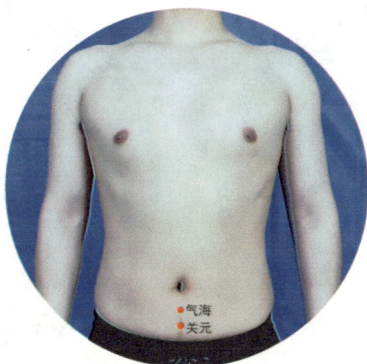

图 5-3-10 关元、气海

3. 合并感冒

配穴 风寒配风门、大杼；风热配尺泽、合谷；气虚配风门、膏肓、
气海（图 5-3-11 ~ 图 5-3-13）。

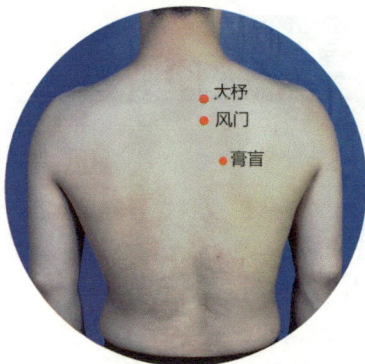

图 5-3-11 大杼、风门、膏肓

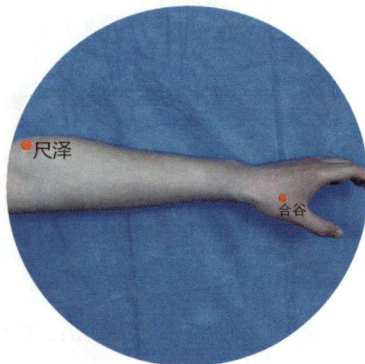

图 5-3-12 尺泽、合谷

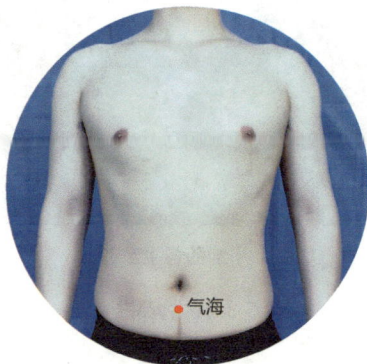

图 5-3-13 气海

（二）物品准备

将炒白芥子、细辛、甘遂、肉桂、延胡索、丁香、半夏等穴位贴敷常用药物等量共同研磨成粉，生姜取汁，与药粉一起调至膏状，制成硬币大小，平铺于 50cm×50cm 的透气胶贴（或穴位贴敷专用敷料等）备用，每贴内药物约 3g（图 5-3-14）。

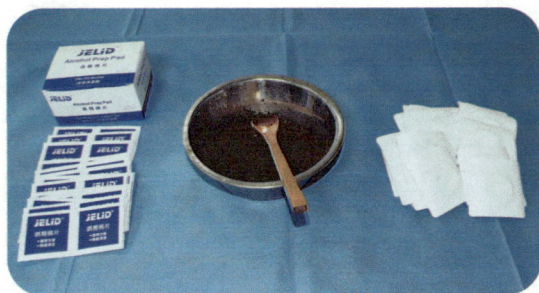

a. 酒精棉片、药膏及穴位贴敷专用敷料

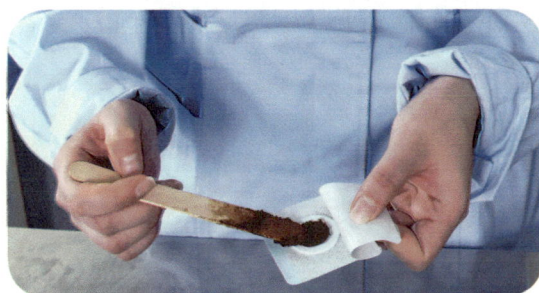

b. 平铺药膏至敷料

图 5-3-14　物品准备

（三）操作方法

1. 患者准备

术者应在注意患者隐私保护的前提下选择温度合适的空间，帮助患者取合适的体位，充分暴露贴敷部位及贴敷的具体穴位。

2. 消毒

因为皮肤受药物刺激可能会发红，产生水疱和破损，容易发生感染，所以贴药前，定准穴位后，通常用温水将局部洗净，或用 75% 乙醇棉球行局部消毒。

3. 贴敷

在相应穴位处贴敷含药膏的透气胶贴，排空周边空气，固定好胶贴（图 5-3-15）。

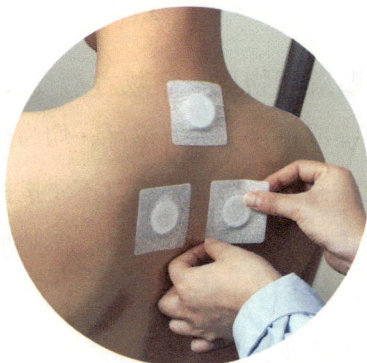

图 5-3-15　贴敷

4.疗程

每周贴敷 2 次，每次时长 2～4 小时，每次间隔 2～3 天，可连续贴敷至症状消失。"三伏贴"是指在夏季三伏天（初伏、中伏、末伏）内各贴敷 1 次，并在伏前 10 天内、伏后的第 10 天内各进行 1 次加强贴；"三九贴"是指在冬季三九天（一九、二九、三九）内各贴敷 1 次，并在三九天的前 10 天、三九的第 1 天各进行 1 次加强贴，共 4 次，3 年为 1 个疗程。

（四）应用须知

1.注意事项

（1）贴敷前应注意消毒贴敷处皮肤，并保持贴敷处皮肤干燥，并且避免在皮肤破损处贴敷。

（2）贴敷过程中需观察贴敷局部皮肤是否有灼热、水疱等症状，如有可给予紫草油局部外涂预防感染。贴敷期间出现皮肤过敏，或难以耐受的瘙痒、疼痛感觉者应该立即终止贴敷并就医。

（3）每次具体贴敷时长应依据贴敷者体质情况而定，以能够耐受为度（一般不超过 4 小时），对于老年人、小儿、体质偏虚者贴敷时间可以适当缩短。对于敏感性皮肤可减少炒白芥子、生姜、半夏的用量，缩短贴敷时间，贴至局部皮肤发红即可。

2. 特殊情况处理

（1）正常反应：贴敷药物后，贴敷者局部皮肤出现热、凉、麻、痒、轻微红肿、轻度疼痛或色素沉着等情况，均为药物刺激的正常反应，不需要特殊处理，但应注意保持局部干燥，不要搓抓局部，也不要使用洗浴用品及涂抹其他止痒药品，防止对局部皮肤造成进一步刺激。

（2）疼痛：如贴敷者贴敷处有烧灼或针刺样剧痛，难以忍受时，可提前揭去药物，及时终止贴敷。

（3）过敏：皮肤过敏可外涂抗过敏药膏，若出现范围较大、程度较重的皮肤红斑、水疱、瘙痒，或出现全身性皮肤过敏症状者，应立即终止贴敷，及时到医院就诊处理。

（4）水疱：皮肤出现小水疱，可涂 0.2% 碘伏消毒溶液于皮肤表面，待其自然吸收。水疱较大者，可先用消毒针从水疱下端挑破，排尽疱液，或用一次性注射器抽出疱液，然后涂以 0.2% 碘伏消毒溶液，防止感染。如果水疱中有脓性分泌物，或出现皮肤破溃、露出皮下组织、出血等现象，应到医院积极对症治疗。

二、中药塌渍

中药塌渍疗法，又称为中药湿敷疗法，是一种用敷料浸湿药液贴敷患处的治疗方法。该法主要是通过药物直接作用于病灶，使药性经肌腠毛窍而透达脏腑，从而疏通气血、通经活络、活血化瘀、软坚散结、清热解毒、除湿化瘀，以达到解除痉挛、缓解疼痛、扶正祛邪的治疗作用。部分尘肺病患者出现胸膜增厚、粘连等情况时，会出现前胸部、胸肋部及胸背部局限性、持续性的刺痛、胀痛等症状，严重时影响呼吸甚至睡眠。将活血化瘀、通络止痛类中药煎熬成药液，通过塌渍的形式作用于疼痛部位，可以改善这些症状。

（一）物品准备

1. 常用物品

10cm×15cm 医用棉垫若干、药液、剪刀、保鲜膜、TDP 灯（或缝制好的 10cm×15cm 的大青盐盐包）等（图 5-3-16）。

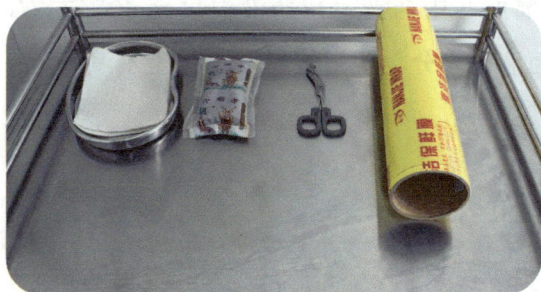

a. 医用棉垫、药液、剪刀、保鲜膜

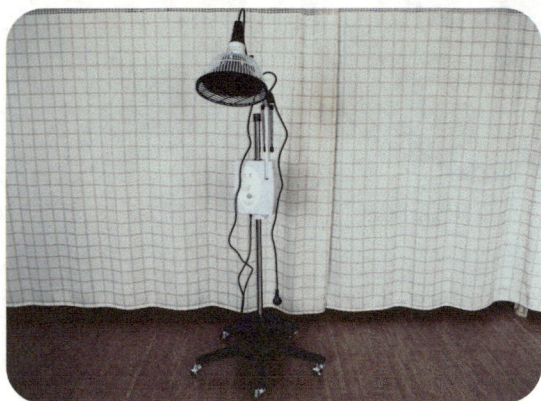

b. TDP 灯

图 5-3-16　常用物品

2. 药物处方

威灵仙 45g，乌梅 30g，三棱 20g，莪术 20g，刘寄奴 30g，川芎 15g，透骨草 15g，伸筋草 10g，皂角刺 20g。水煎成 200mL 药液备用。

（二）操作方法

1. 患者准备

嘱患者采取合适体位，充分暴露疼痛部位皮肤。

2. 中药湿敷

（1）遵医嘱煎好中药液，待药液温度至 40℃ 左右时，将 6～8 块医用棉垫放入药液中充分浸湿；然后取出拧至不滴药液（图 5-3-17～图 5-3-18）。

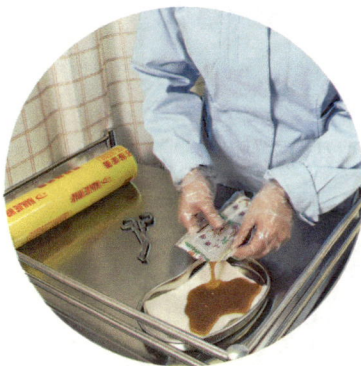

图 5-3-17　浸湿医用棉垫　　　　　图 5-3-18　拧至不滴药液

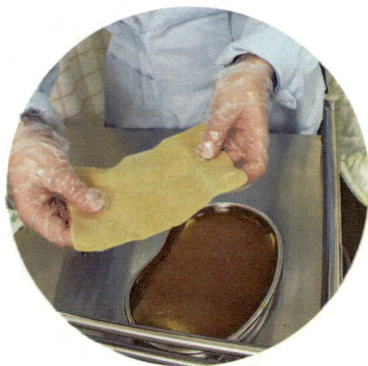

（2）将准备好的医用棉垫铺于患处进行热湿敷，并覆盖保鲜膜以保持温度（图 5-3-19）。

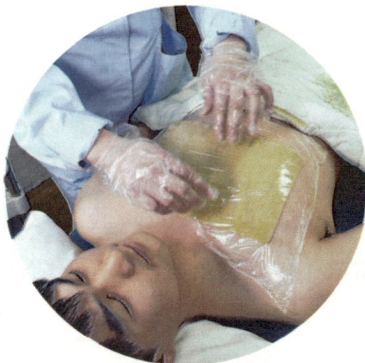

图 5-3-19　热湿敷

（3）用 TDP 灯照射湿敷部位（或用缝制好的大青盐盐包加热后放于患处），保持中药液温度稳定在 40℃，治疗时间一般为 20 ~ 30 分钟（图 5-3-20）。

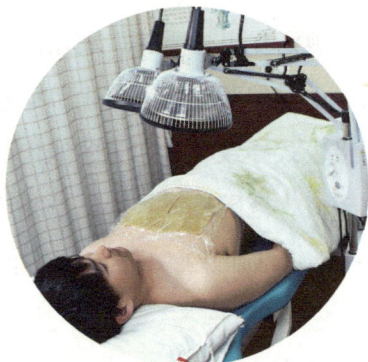

图 5-3-20　TDP 灯照射湿敷部位

3. 结束治疗

治疗结束后关闭电源（或取下大青盐盐包）后，取下药垫，辅助患者穿好衣物，避免受凉。

（三）应用须知

1. 禁忌证

年老体弱者、恶病质者、皮肤对中药过敏者、皮肤温度觉及痛觉异常者禁用。

2. 注意事项

（1）进行湿敷的药垫必须一人一垫，防止交叉感染。

（2）药垫应与患处皮肤紧密接触，大小一致，避免受热不均引起烫伤。

（3）术者应密切观察患者湿敷时有无不良反应，注意湿敷药物温度，TDP 灯照射一般距离皮肤约 30cm，大青盐盐包温度过高时可包裹棉布后使用，维持使用温度于 50℃即可，治疗过程中患者如感觉温度过高，必须及时调整，避免烫伤。

（4）湿敷后应注意保暖。

（5）外感风寒发热者慎用此法。

三、中药熏蒸

中药熏蒸是通过药物煎汤在患处熏腾，利用药物、水温和蒸汽的理化作用，达到治疗的功效。中药熏蒸既能改善尘肺病患者咳、喘等症状，还能改善因长期的异常呼吸模式导致呼吸相关的肌肉、骨骼变形，如肺气肿的桶状胸等。若痛部位较多、范围较大者，给予相应的中药熏蒸治疗，能够起到宣通腠理、宣肺平喘、活血化瘀、温经通络止痛的作用。

（一）辨证用药

1. 咳嗽

（1）荆芥 9g，陈皮 9g，紫菀 18g，白前 18g，百部 18g，桔梗 18g，甘草 6g。此方适用于新久咳嗽，咳痰不爽。

（2）麻黄 25g，杏仁 25g，半夏 25g，苍术 25g，甘草 9g。此方适用于风寒咳嗽，痰湿咳嗽。

2. 喘证

（1）麻黄 20g，半夏 20g，白芍 24g，桂枝 6g，细辛 6g，五味子 15g，生姜 4 片。此方适用于风寒喘证。

（2）艾叶 30g，杏仁 30g，白果仁 25g，延胡索 15g，川椒目 15g，诃子 20g，白凤仙花草 1 株。此方适用于虚性喘证。

3. 胸痛

海桐皮 10g，透骨草 10g，路路通 10g，乳香 10g，没药 10g，艾叶 10g，当归 10g，桑寄生 10g，牛膝 10g，刘寄奴 10g，独活 10g，白附子 10g，伸筋草 10g。此方适用于瘀血阻络引起的胸痛。

（二）物品准备

一次性塑料隔膜、酒精、提前煎好的中药药液、剪刀、消毒湿巾、自动温控熏蒸床、枕头、毛巾被 1 条、毛巾 2 条、饮用温水等（图 5-3-21）。

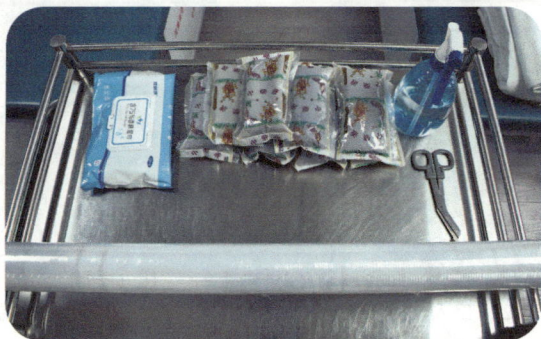

a. 治疗车物品

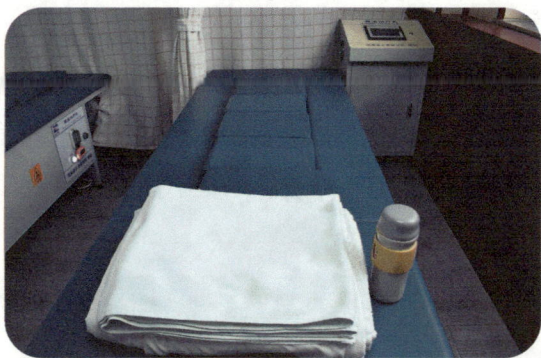

b. 熏蒸治疗床物品

图 5-3-21　物品准备

（三）操作方法

1. 仪器准备

将中药药液倒入熏蒸容器内，插上电源，打开熏蒸开关，检查机器性能是否良好，并根据患者舒适度将温度设定为 45～55℃（图 5-3-22～图 5-3-23）。

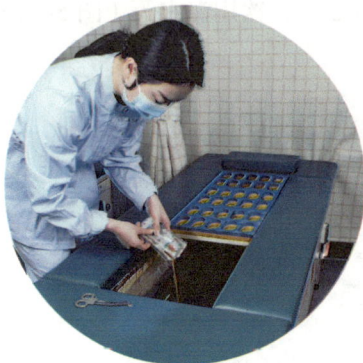

图 5-3-22 倒入药液

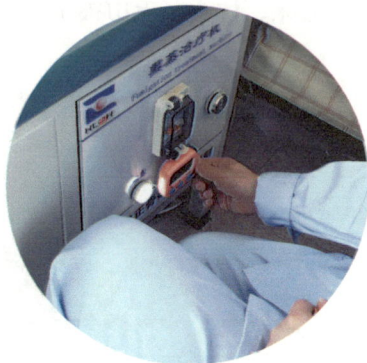

图 5-3-23 设定温度

2. 中药熏蒸

（1）在熏蒸床上铺好一次性隔膜，嘱患者暴露治疗皮肤（图 5-3-24 ~ 图 5-3-25）。取合适体位，帮助患者躺于熏蒸床上，并将治疗部对准熏蒸容器正上方，隔帘遮挡，盖好毛巾被，尽量不让热气散发。

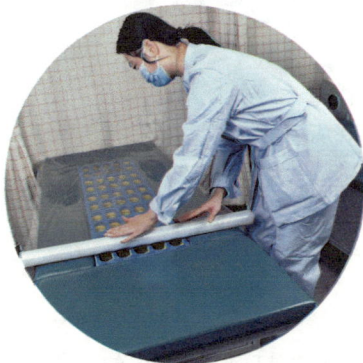

图 5-3-24 铺一次性隔膜

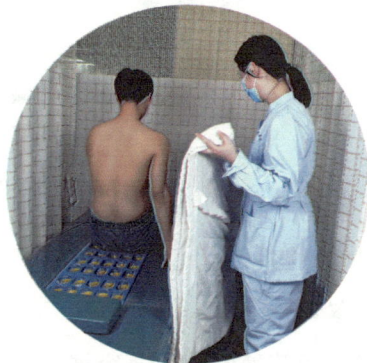

图 5-3-25 患者准备熏蒸

（2）根据患者皮肤情况及耐受程度，再次调节至合适的温度，并随时询问、观察患者有无不适，防止烫伤。

（3）可先治疗患者背部，结束后再治疗前胸部，单个部位熏蒸时间 20 ~ 30 分钟，连续熏蒸时间不少于 40 分钟（图 5-3-26）。

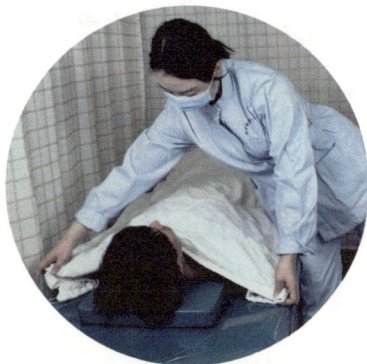

图 5-3-26　背部熏蒸

3. 结束治疗

治疗结束后，用手巾擦干水分，嘱患者快速穿好衣物，取下一次性隔膜，用消毒湿巾擦拭熏蒸床。

（四）应用须知

1. 禁忌证

（1）急性及慢性传染性疾病、严重心脏病、严重高血压病、危重外科疾病、严重化脓感染疾病者，禁止进行熏蒸。

（2）慢性肢体动脉闭塞性疾病、严重肢体缺血或发生肢体感染性坏疽者，禁止使用中高温（超过 38℃）熏蒸。

（3）饱食、饥饿，以及过度疲劳时，均不宜进行熏蒸。

（4）皮肤过敏及破损者，不宜进行熏蒸。

2. 注意事项

（1）熏蒸后患者需在术者协助下缓慢下床，以免造成体位性低血压。患者需适量饮用热水，注意防寒保暖。

（2）若患者出现熏蒸部位红肿、皮疹、瘙痒等过敏表现，应及时报告医师，暂停中药熏蒸治疗，对症处理。

（3）熏蒸完毕后，术者应行床单位终末消毒处理，床上用物及熏蒸药液一人一用一更换，不可交叉使用，每次熏蒸结束后及时关闭电源、清洁药液容器。

第四节　推拿类

一、推拿疗法

推拿又称"按摩"，是一种以中医的脏腑、经络学说为理论基础，并结合西医的解剖和病理诊断，用手法作用于人体体表特定部位的治疗方法，可以调节人体生理、病理状况，达到舒筋通络的作用。在尘肺病的治疗中，通过对相关经络、穴位施以点按、揉、拨等手法，并配合推、揉、拿等手法作用于呼吸肌肌群，可以增加患者胸廓活动度，提高呼吸效率。

（一）施术部位及操作手法

1. 前胸部、背部

操作手法：①患者仰卧位，治疗师站于患者体侧；②术者依次沿患者脾经、肝经、胃经的前胸部走行区域，逐穴治疗，横向施以指揉法（图5-4-1），待患者微有酸胀感后改为指端点按（图5-4-2），至穴位局部有明显酸胀感为度，每穴操作 30 秒左右；③患者俯卧位，术者使用掌根沿患者脊柱两侧膀胱经从上至下行掌推法（图5-4-3），以术者掌根下有明显滚动感及患者略有酸胀感为度，反复操作 3～5 遍。

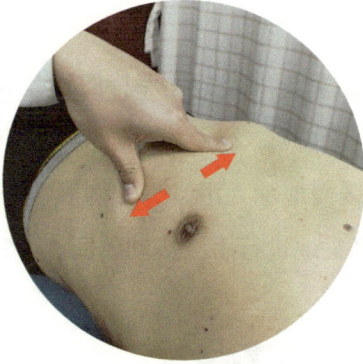

图 5-4-1　横向指揉法

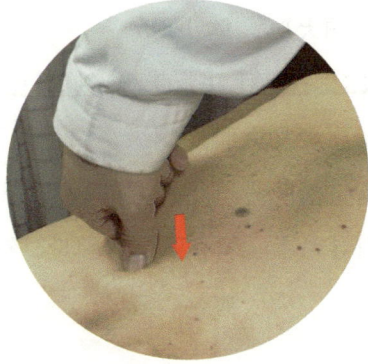

图 5-4-2　指端点按

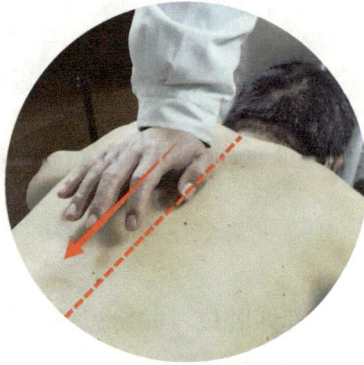

图 5-4-3　掌推法

2. 肋间肌

操作手法：①患者取仰卧位，身体自然放松；②术者沿着肋间隙的肌肉走向进行轻柔的揉拨法（图 5-4-4～图 5-4-5）。

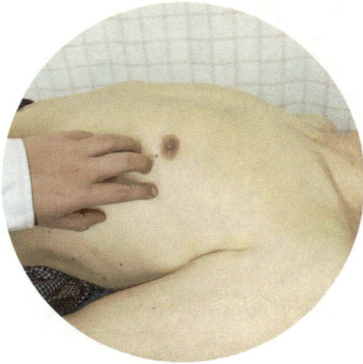

图 5-4-4　肋间肌

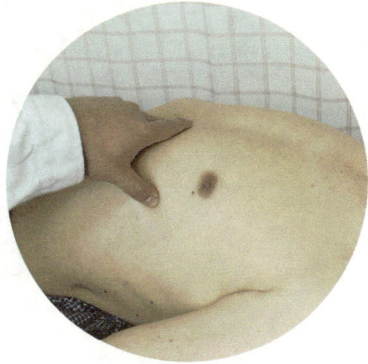

图 5-4-5　揉拨法

3. 胸大肌、胸小肌

（1）松解手法：①患者仰卧位，手臂呈外展姿势，保持放松；术者一手置于患者胸大肌外侧缘，一手扶住患者手腕；②术者手指沿胸大肌外侧缘，指尖沿肋骨进行轻柔的拨法，逐渐缓慢地深入滑动，当触及胸小肌之后，引导患者后缩和下沉肩胛骨，然后轻柔地进行手法拨动（图5-4-6）。

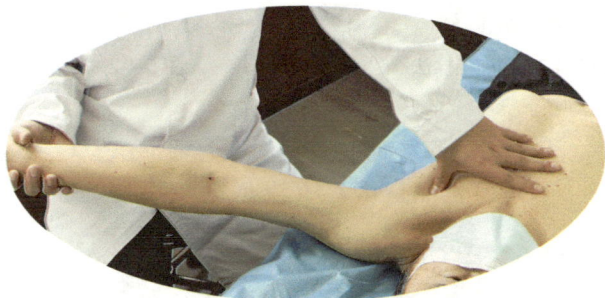

图 5-4-6　胸大肌、胸小肌松解法

（2）拉伸手法：①患者仰卧位，并将患侧手臂伸出治疗床，术者位于同侧；②术者一手固定患者同侧肩膀，另一手外展患者上臂至与躯干呈135°角，再缓慢按压外展后的上臂，拉伸胸大肌、胸小肌（图5-4-7）。

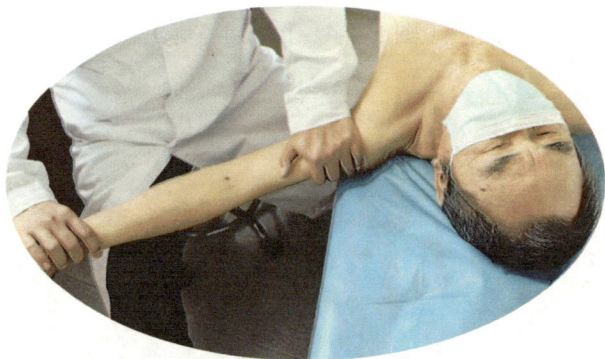

图 5-4-7　胸大肌、胸小肌拉伸法

4.斜角肌

（1）松解手法：①患者仰卧位，头部偏向一侧，术者坐于患者头侧，用手指指腹来探查斜角肌；②沿胸锁乳突肌外侧缘开始，滑入其深面触诊前斜角肌；③手法与呼吸配合，呼气时，让患者放松，术者手指滑动按摩斜角肌，注意力度不需要太大（图5-4-8）。

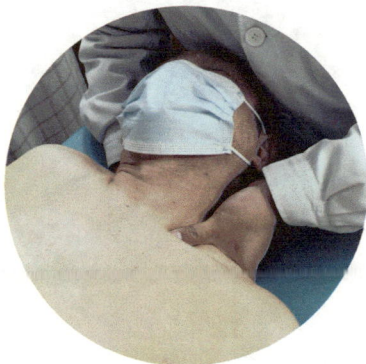

图 5-4-8　斜角肌松解法

（2）拉伸手法：①患者仰卧位，术者坐于患者头侧，一手固定患者一侧肩膀，另一手置于患者同侧头部，使患者头向对侧侧屈；②当术者尝试将患者头部和肩部分离时，嘱患者对抗，保持10秒，放松几秒，继续牵拉至达到阻力点，然后重复3次"对抗、放松、伸展"的流程（图5-4-9）。

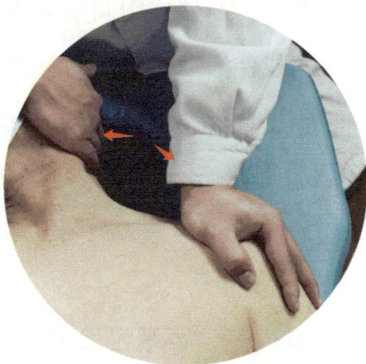

图 5-4-9　斜角肌拉伸法

5. 胸锁乳突肌

松解手法：①患者仰卧位，术者一只手置于患者头部，轻轻将其转向一侧；②术者另一只手的拇指或指尖放在肌肉连接颞骨乳突的部位，慢慢向下滑动拇指或手指尖，沿胸锁乳突肌走向至胸骨头与胸骨柄连接处，进行轻柔的拨法，遇敏感点暂停、按压，直至肌肉放松（图5-4-10）。

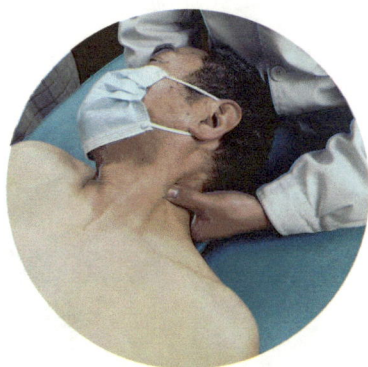

图 5-4-10　胸锁乳突肌松解法

（二）应用须知

1. 禁忌证

（1）各种骨折、出血性疾病、外伤、烧烫伤及皮肤病患者不宜进行操作。

（2）缺少相关化验检查结果，不能明确诊断的患者禁用。

（3）缺乏影像检查结果者，严禁施用调整关节类手法。

（4）严重心脑血管疾病或伴活动性斑块的患者禁用。

（5）施术过程中不能配合推拿治疗（酗酒、精神疾病）的患者不宜施用。

（6）过饥、过饱、酒后等状态下不宜进行手法操作，体质虚弱、重度疲劳者禁用。

2. 注意事项

（1）操作时手法力度宜先轻，再缓慢发力，让患者逐渐适应，避免过度用力造成肌肉损伤。

（2）治疗过程中术者应注意观察患者反应，并且询问患者感受，如有不适及时停止操作。

（3）术者应避免对一些肌肉敏感部位及神经和血管进行按压。

（4）手法操作后患者应注意休息及防寒保暖。

二、揉腹疗法

揉腹疗法是指在腹部进行按摩治疗疾病的方法。腹部是五脏六腑所居之处，亦有足太阴脾经、足少阴肾经、足阳明胃经、任脉分布。因此，《厘正按摩要术》比喻腹部为"五脏六腑之宫城，阴阳气血之发源"。揉腹疗法可通和上下、分理阴阳、去旧生新、充实五脏，起到驱外感之诸邪、清内生之百症的作用。本疗法尤其适合痰湿阻肺型、肺脾气虚型及肺肾气虚型尘肺病的治疗，起到健脾化痰、补宜肺肾、开肺降气的作用。本疗法的禁忌证及注意事项参照推拿疗法。

（一）腹部主要经络

见下图（图 5-4-11）。

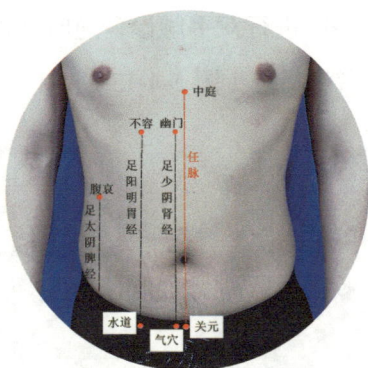

图 5-4-11　腹部主要经络示意图

（二）操作方法

1. 患者准备

嘱患者排空膀胱，采取仰卧位，腹壁放松，充分暴露腹部皮肤，涂抹适量精油（图5-4-12）。

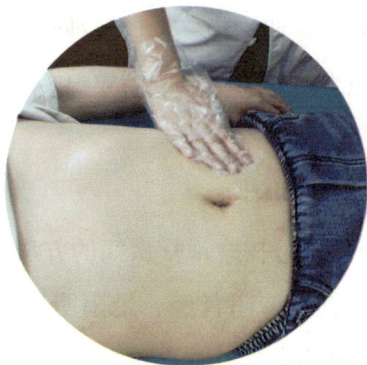

图 5-4-12　腹部涂抹精油

2. 揉腹手法

第一步找结点并点按散结，第二步绕肚揉腹补虚泻实，第三步推任脉补益肺肾，第四步点按任脉、肾经、胃经、脾经腧穴补虚，第五步降阳明经气以开肺气。

（1）术者双手搓热，站于患者体侧，四指并拢，沿左下→左上→上腹→右上→右下→下腹→脐进行双手触诊，逆时针进行由浅入深的滑动，找到并点按腹部结块或者疼痛点（图5-4-13）。

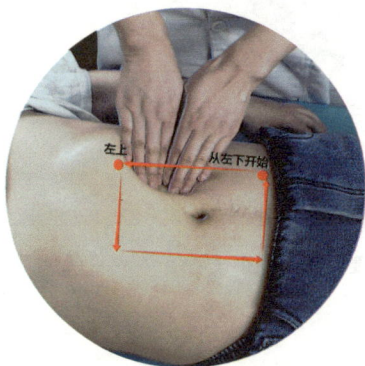

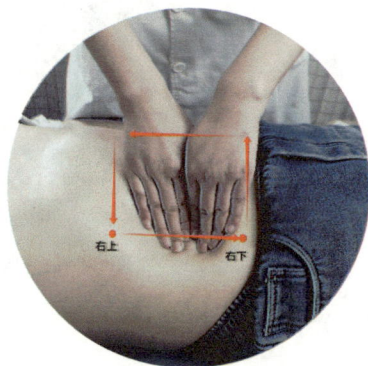

a. 左下→左上→上腹　　　　b. 右上→右下→下腹→脐

图 5-4-13　逆时针滑动触诊

（2）术者全掌沿左上→左下→下腹→右下→右上→上腹的顺序，绕脐顺时针进行按揉法，双手交替发力，脂肪厚处可双手叠加发力，反复操作5分钟，以腹部发热为宜（图5-4-14）。实证类沿顺时针方向按揉，虚证类沿逆时针方向按揉。

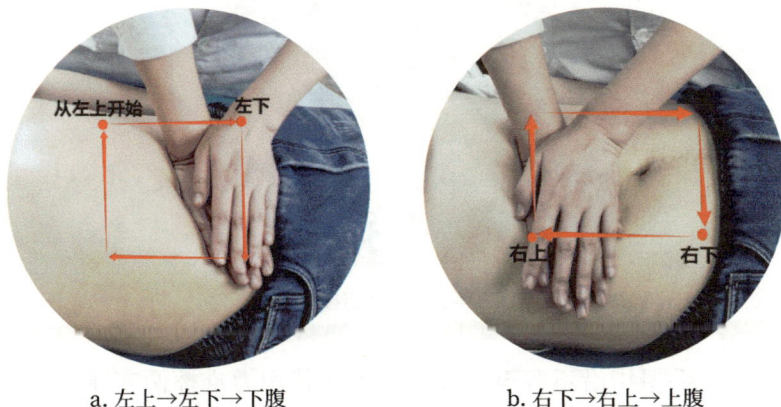

a. 左上→左下→下腹　　　　　　　　b. 右下→右上→上腹

图5-4-14　全掌顺时针按揉

（3）一手掌根从剑突下沿腹中线向下推至脐部（鸠尾至神阙），双手交替发力，反复操作3分钟，以腹部发热为宜（图5-4-15）。

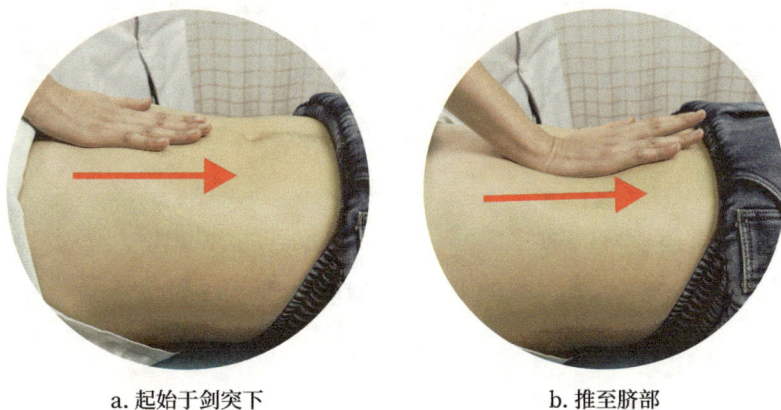

a. 起始于剑突下　　　　　　　　b. 推至脐部

图5-4-15　从剑突下推至脐部

（4）术者用一手拇指点按肓俞、神阙、双天枢、大横、气海等穴（图5-4-16）。每穴得气后，拇指尖在各穴位上左右各揉转10圈。

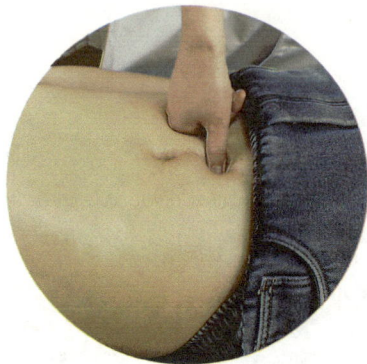

图5-4-16　拇指点按腧穴

（5）一手拇指沿不容至气冲，双手交替用力推擦两穴连线，反复操作2分钟，以局部发热为宜（图5-4-17）。

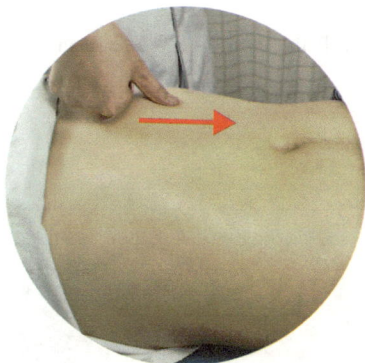
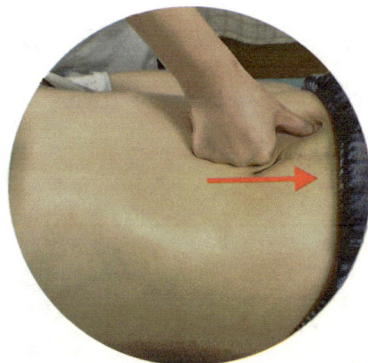

a.起始于不容　　　　　　　　b.擦至气冲

图5-4-17　从不容推擦至气冲

第五节　其他类

一、推拿罐疗法

推拿罐疗法是在应用拔罐罐具吸拔治疗的同时，将罐具作为推拿按摩工具在躯体特定部位上，施以特定手法来达到防治疾病目的的一种疗法。这种疗法既应用了拔罐疗法的吸拔作用，又将拔罐罐具作为推拿工具，是拔罐疗法和推拿疗法的有机结合，使治疗效果增加。本节主要参考天津中医药大学针灸推拿学院陈泽林教授团队的推拿罐疗法。

尘肺病患者常见肺、脾、肾三脏亏虚及"痰、虚、瘀"互结，呼吸相关肌群肌力下降。《素问·脉要精微论》有云："夫五脏，身之强也……背者，胸之府，背曲肩随，府将坏矣。"背为心肺所在之地，背部弯曲、双肩无力下垂，是脏腑精气不能营于肩背的表现，提示心肺有衰败之象。足太阳膀胱经循行路线广泛分布于背部，手太阴肺经属金，金生水，足少阴肾经与足太阳膀胱经脉相表里，手太阴肺经与足太阳膀胱经相别通。华佗夹脊穴上胸部的穴位可以治疗心肺疾病。多裂肌、竖脊肌、背阔肌等背部肌群可以维持胸廓正常结构，具有辅助呼吸的作用。此外，腹直肌、腹内斜肌、腹外斜肌既能维持腹腔压力，也是膈肌移动的主要驱动力。脾胃为气血化生之源。因此，足太阳膀胱经在背部的循行区域和华佗夹脊穴区域，以及足少阴肾经、足太阴脾经、足阳明胃经、任脉在腹部的循行区域为治疗的重点施术部位。

该法按照陈教授"天人地三部走罐法"理论，以治有浮沉、力分三部、辨象施治、据象施法、补虚泻实为原则，以病灶、经络对施术部位进行区分，以筋象、痧象为施术依据，将推拿、刮痧、拔罐及温灸等疗法更好地结合，提升尘肺病患者的呼吸效率，改善症状，达到补益肺脾肾、活血化瘀通络的目的。此法操作简便，安全有效，防治结合，得到患者的一致好评。

（一）施术部位

足少阴肾经、足太阴脾经、足阳明胃经及任脉在腹部的循行区域，以及足太阳膀胱经在背部的循行区域和华佗夹脊穴区域为治疗的重点施术部位。

腹部及背部主要经络见图 5-5-1。

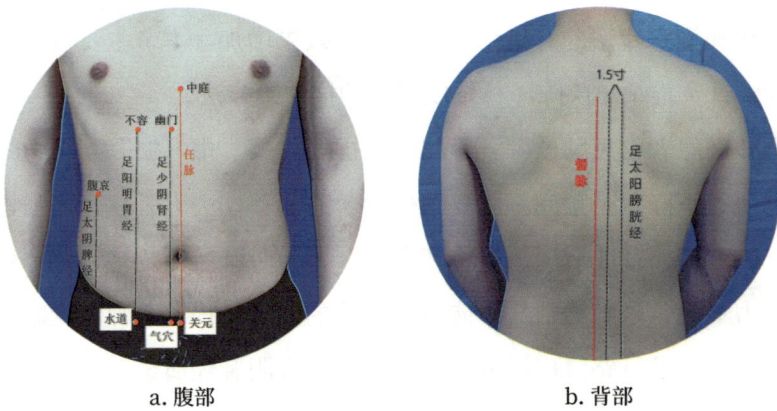

a. 腹部   b. 背部

图 5-5-1　腹部及背部主要经络示意图

（二）物品准备

3 号或者 4 号玻璃罐 3～5 个、95% 乙醇、点火棒、打火机、灭火筒、精油（芝麻油、艾草油、生姜油霜均可）或者宝宝（图 5-5-2）。

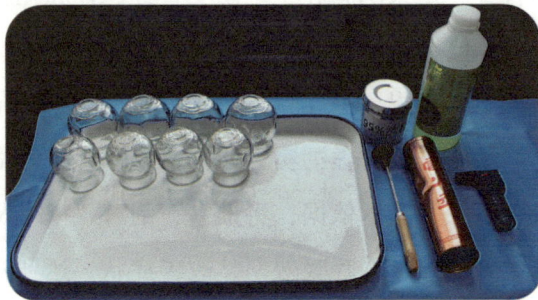

图 5-5-2　物品准备

（三）操作方法

在治疗尘肺时，术者应按先腹部后背部的顺序进行推拿罐疗法。

1. 腹部

（1）患者取仰卧位，身体放松，充分暴露腹部皮肤。

（2）使用点火棒蘸取适量 95% 乙醇，点燃，随后将点火棒燃烧的一端快速放入罐底并退出，同时将罐扣在治疗部位，待软组织进入罐体的 1/4 ~ 1/2 时，立即将罐起下，反复多次地拔、扣，并沿腹直肌走行由腹中线内侧向外侧推罐。

（3）治疗顺序：按照图示顺序进行拔罐、推罐治疗（图 5-5-3 ~ 图 5-5-4）。

（4）拔至局部皮肤潮红、稍充血为度。

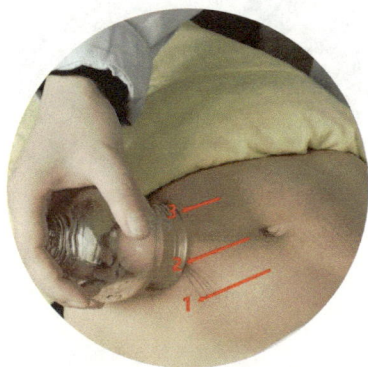

图 5-5-3　拔罐顺序（左侧）　　　　图 5-5-4　拔罐顺序（右侧）

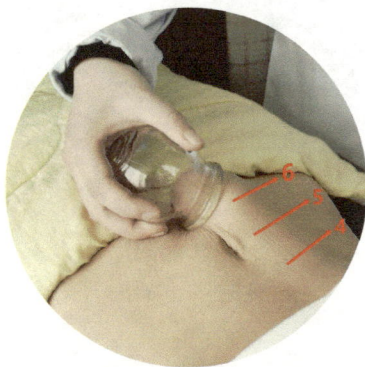

2. 背部

（1）腹部治疗结束后，转换体位至俯卧位，充分暴露后背部皮肤。

（2）使用点火棒蘸取适量 95% 乙醇，点燃，将点火棒燃烧的一端放入罐底后迅速退出，同时将罐扣在治疗部位，待软组织进入罐体的 1/4 ~ 1/2 时，立即将罐起下，反复多次地拔、扣，先对整个背部从上至下进行闪罐（图 5-5-5），拔至局部位皮肤潮红、稍充血，以患者能耐受为宜。

（3）在后背部涂抹适量精油（图 5-5-6），取大小适合的罐具，使用点火棒蘸取适量 95% 乙醇，点燃，将点火棒燃烧的一端放入罐底后迅速退出，同时将罐扣在治疗部位，待软组织进入罐体的 1/4 ~ 1/2。

（4）术者双手握住罐体沿脊柱正中向外侧横向推动罐体，走罐至背部外侧后拔罐，按照自内向外、由上至下的顺序逐一部位进行治疗，至局部皮肤轻度出痧（图 5-5-7）。

（5）再沿脊柱两侧从上至下往返推动罐体进行走罐，至局部皮肤轻度出痧（图 5-5-8）。

（6）治疗结束后取下罐具，辅助患者穿好衣物，注意保暖。

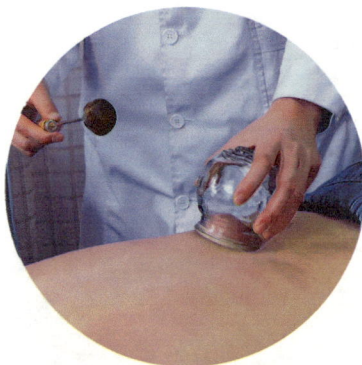

图 5-5-5 闪罐法

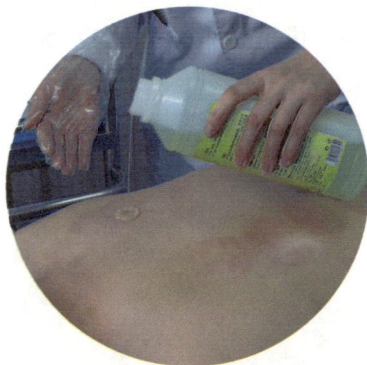

图 5-5-6 涂抹精油

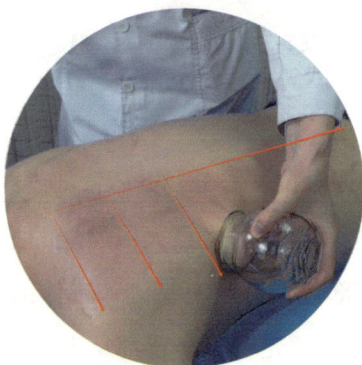

图 5-5-7 沿脊柱正中向外侧横向走罐

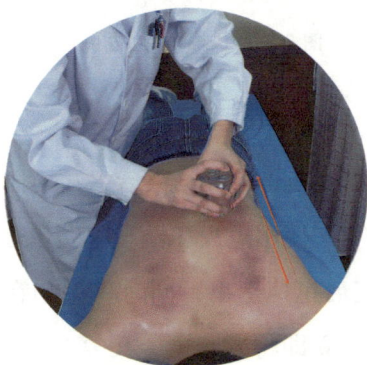

图 5-5-8 沿脊柱两侧从上至下往返走罐

（四）应用须知

1. 禁忌证

（1）严重心脏病患者、心力衰竭患者及佩戴心脏起搏器者禁用。

（2）敏感性皮肤者或患有传染性皮肤病者禁用；皮肤肿瘤（肿块）部位、皮肤溃烂部位禁用。

（3）血小板减少性紫癜、白血病及血友病等凝血功能障碍性疾病患者禁用。

（4）急性外伤性骨折、肌肉断裂者禁用；中度和重度水肿部位禁用；心尖区、体表大动脉搏动处及静脉过度曲张处禁用。

（5）患传染性疾病者，如活动性肺结核患者不宜施用。

（6）精神分裂症、抽搐、高度神经质及不合作者不宜施用。

2. 注意事项

（1）治疗时不宜过饥或过饱。

（2）患者应充分暴露施术部位，体位以患者舒适、术者易操作为原则。

（3）初次接受罐疗的患者，术者吸拔罐力度不可太重，治疗时间不宜过长。

（4）治疗前术者需检查罐口边沿是否光滑、平整，如果拔罐过程中患者出现刀割样、烧灼样痛，可能是由于罐口边缘不平引起的。

（5）糖尿病、冠心病及皮肤过于松软、过度消瘦者，可选用小号罐体，术者拔罐深度应浅，并适当缩短治疗时间。

3. 特殊情况处理

（1）正常反应：拔罐后若出现点片状紫红色瘀点、瘀斑，或兼微热痛感，或局部发红，或微觉瘙痒，片刻或3~5天后即可消失，恢复正常皮色。有轻度疲劳感、欣快感，皆是推拿罐的正常反应，一般可不予特殊处理。

（2）晕厥：在拔罐操作过程中，如果患者突然感到头晕、恶心，继而面色苍白、四肢发凉、出冷汗，甚至意识丧失，可判断患者发生晕厥。术者应立即停止施术，让患者平卧于空气流通处，头部保持低位，经过休息后，患者一般会自然恢复。如果患者严重晕厥，可采取掐人中、拿肩井、掐合谷、按涌泉等方法，促使其苏醒，也可配合针刺等方法。如属于低血糖引起的晕厥，可让患者喝糖水。

（3）皮肤青紫：若患者局部皮肤出现青紫现象，可能是由于术者手法太重或患者出凝血功能有障碍，应停止操作，必要时可在局部冷敷治疗，24小时后可使用热敷令其逐渐消散。

（4）水疱：吸拔罐后皮肤出现水疱，水疱疱液可呈透明、黄色或血性等多种颜色。若水疱较小，可任其自然吸收；若水疱较大，可用毫针刺破，放出疱液，或用1mL的一次性注射器刺入水疱并抽吸疱液，再用无菌敷料覆盖。水疱若未接触脏水污物，无须进行消毒处理。水疱的出现多与留罐时间过长、吸拔力量过大、患者体质较弱或穴位的效应反应有关。

二、呼吸导引操

呼吸导引操是在中医"形神合一""天人合一"的整体观指导下，以阴阳、五行、脏腑、经络、精气神等学说为理论基础的一项新的肺康复技术。本书介绍的呼吸导引操是世界中医药学会联合会肺康复专业委员会推广并已应用于临床的一项导引术。该导引操能够改善支气管哮喘、肺气肿等慢性肺病患者稳定期的嗽、痰、喘、胸闷、气短等临床症状，延长患者6分钟步行距离，起到增强肺功能、增加运动耐力、提升生存质量的效果。目前该导引操正在尘肺病康复站中进行推广。训练时可结合"去病延寿六字法"及阶梯式呼吸训练法，效果更佳，具体内容附后。

（一）练功准备

练功者应选择宽松、舒适并与当时气温相符的衣服，尽量选择舒适、软硬适中的运动鞋或训练鞋。对于练功的地点，天气晴好可选择绿植较多的室外，天气不佳时也可选择盐疗室，或者安静、宽敞、防滑的室内练功场所。练功时可播放音乐，如调脾气的宫调式音乐、调肺气的商调式音乐及调肾气的羽调式音乐。

（二）动作要领

1. 第一节　松静站立

双脚缓缓分开，与肩同宽，双臂自然下垂，双目微闭，舌抵上腭，口唇微闭，含胸收腹，提肛，虚腋，髋、膝关节微屈，屏除杂念，行（鼻吸口嘘）腹式呼吸 5 分钟（图 5-5-9）。

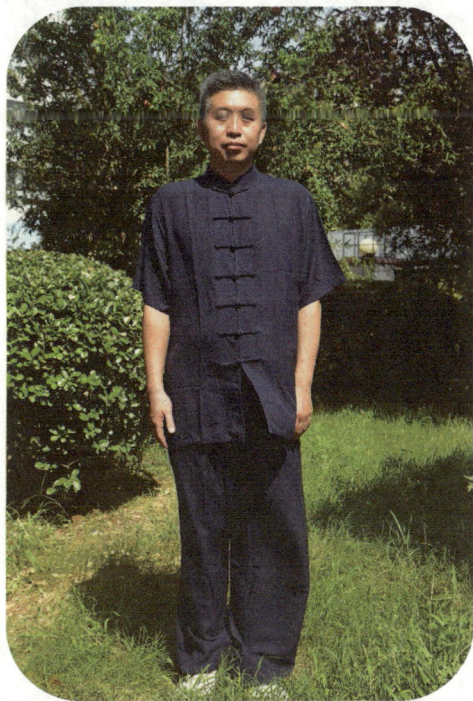

图 5-5-9　松静站立

2. 第二节　两田呼吸

并足站立，左脚向左前 45° 方向迈出一步，重心移至前腿。掌背相对，双手自体前缓缓拉起至上丹田（印堂穴处），再缓缓翻转，掌心向外，缓缓打开（图 5-5-10），同时重心后移，用鼻吸气，合拢时重心前移，用口呼气。双手合拢至上丹田，掌心向下，按至下丹田（关元穴）处，缓缓打开，同时重心后移，用鼻吸气，合拢时重心前移，用口呼气。如此打开合拢双手 3 遍。收右脚，右脚向右前 45° 方向迈出一小步，重心移至前腿。重复左脚位动作 3 遍。收左脚，两足并立。

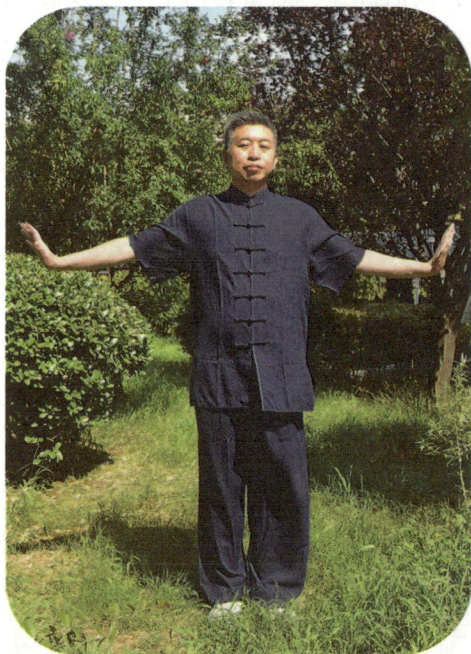

图 5-5-10 两田呼吸

3. 第三节 调理肺肾

并足站立，左脚向左缓缓分开一小步，与肩同宽。双臂自体侧缓缓拉起，掌心向下，至两臂伸平时翻掌，使掌心向上，并在体前缓慢合拢到上丹田，掌心向下，下按（图 5-5-11）。当双掌按至胸前时，上身随之缓缓前倾，并继续下按至膝部停止，重心略微前移，以脚心涌泉穴微微踏地，缓缓起身，同时双手缓慢拉起。当双手拉至与肾平行时，掌心向下，缓慢打开，再缓慢合拢至体前，掌背相对，继续向上拉起。当拉至胸前水平时翻掌，掌心向内，缓缓打开，再合拢至上丹田。如此连做 3 遍。双手合拢至上丹田，沿胸前下按至下丹田处，然后自然下垂于身体两侧，收左脚，并足站立。右脚向右缓缓分开一小步，与肩同宽。重复左脚动作 3 遍。收右脚，两足并立。

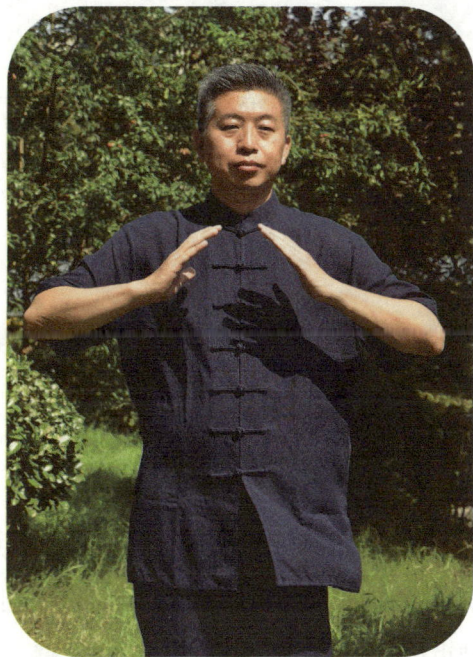

图 5-5-11　调理肺肾

4. 第四节　转身侧指

并足站立，左脚向左平开出一大步，上身缓缓左转 90°，双掌掌心向上，提至腰间，再向后舒展如大鹏展翅状，重心缓缓移至右腿，同时用鼻吸气。将双手合拢至两耳旁，变剑指，缓慢向左指出，重心移至左腿，成左弓步，同时用口呼气（图 5-5-12）。重复上述动作 3 遍。双手落至身体两侧，收左脚，两足并立，然后右脚向右平开出一大步，上身缓缓右转 90°，重复左脚位动作 3 遍。收右脚，两足并立。

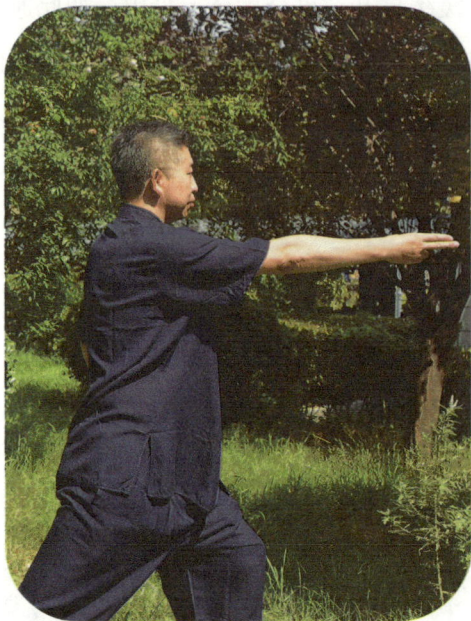

图 5-5-12　转身侧指

5. 第五节　摩运肾堂

并足站立，左脚向左侧缓缓分开，与肩同宽。双手由体侧向后向上提至肾俞穴处，大拇指内扣至掌心（图 5-5-13），用虎口肌肉丰满处上下摩动肾俞穴 36 次。结束后双手自然下垂至体侧，收左脚，两足并立。

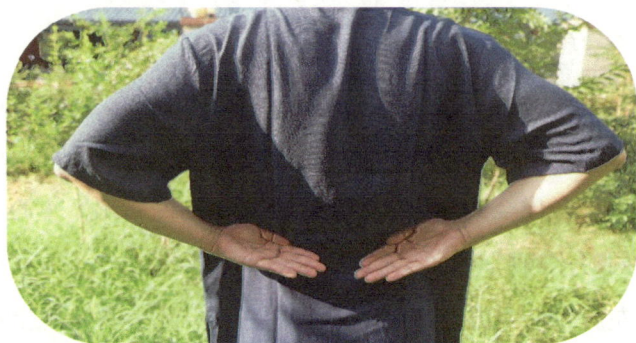

图 5-5-13　摩运肾堂

6. 第六节　养气收功

双手缓缓由体侧提起，叠放于小腹部，舌抵上腭，静心调息 5 分钟（图 5-5-14）。然后舌体放平，摩擦面部，活动手脚，练功结束。

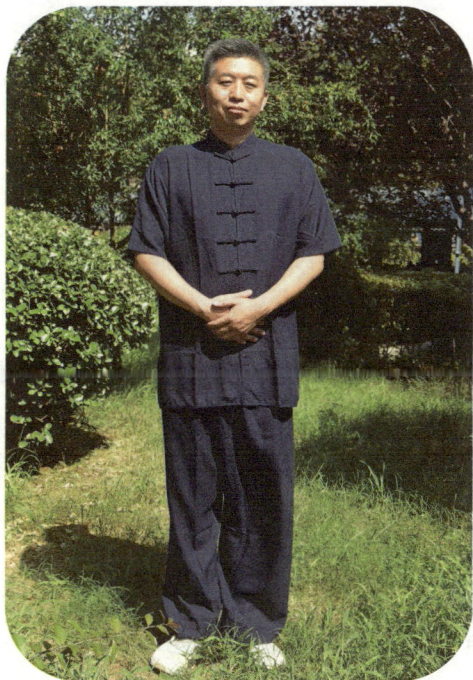

图 5-5-14　养气收功

7. 锻炼频率

每周至少锻炼 5 天，每天 1～2 次。

（三）应用须知

1. 禁忌证

（1）既往有运动后晕厥史者禁用。

（2）有影响运动的骨关节病及有影响呼吸运动功能的神经肌肉疾病者禁用。

（3）合并不稳定型心绞痛、急性心肌梗死患者禁用。

（4）COPD 急性加重期患者及尘肺病合并感染者禁用。

（5）胸闷、气喘剧烈者不宜锻炼。

2. 注意事项

（1）久病体弱及有严重心功能障碍者慎用。

（2）锻炼场地温度应适宜，不易过低或过高。

（3）初学者动作幅度不宜太大，以防摔倒或扭伤。

附1：去病延寿六字法

"总诀：肝若嘘（xū）时目争精，肺知呬（si）气双手擎，心呵（hē）顶上连叉手，肾吹（chuī）抱取膝头平，脾病呼（hū）时须撮口，三焦客热卧嘻（xī）嘻。肾吹气：肾为水病主生门，有疾尪羸气色昏，眉蹙耳鸣兼黑瘦，吹之邪妄立逃奔。心呵气：心源烦躁急须呵，此法通神更莫过，喉内口疮并热痛，依之目下便安和。肝嘘气：肝主龙涂位号心，病来还觉好酸辛，眼中赤色兼多泪，嘘之病去立如神。肺呬气：呬呬数多作生痰，胸膈烦满上焦痰，若有肺病急须呬，用之目下自安然。脾呼气：脾病属土号太仓，有痰难教尽择方，泻痢肠鸣并吐水，急调呼字次丹成。三焦嘻：三焦有病急须嘻，古圣留言最上医，若或通知去壅塞，不因此法又何知。"

"去病延寿六字法"主要叙述了六字气法与脏腑的联系，以及与各种气法相应的导引姿态，因而该法当属动静结合的服气功法。分诀歌中，分别阐述了五脏及三焦的主要病症。

附2：阶梯式呼吸训练

第一阶段　呼吸模式调整（第1周、第2周）：以腹式呼吸训练为主，训练时患者取坐位或站立，全身肌肉放松，正常呼吸，吸气时膨隆腹部，呼气时腹肌向背部用力，缓慢凹陷，吸呼比由 1∶2 逐渐过渡到 1∶3～1∶4。每次训练 10 分钟，每隔 3 天增加 5 分钟。

第二阶段　复合呼吸训练（第 3 周、第 4 周）：缩唇呼吸与腹式呼吸同步进行，吸气时气体从鼻孔进入，同时膨隆腹部，呼气时缩拢口唇呈吹口哨状，同时腹肌向背部用力，缓慢凹陷，让气体均匀缓慢呼出，保持每个呼吸周期中吸气时间与呼气时间比值至少为 1∶4。每天训练 30 分钟，每训练 10 分钟休息 5 分钟。

第三阶段　抗阻呼吸训练（第 5 周～第 8 周）：在复合呼吸训练中增加腹式抗阻呼吸训练，阻力为 1kg，训练 10 分钟休息 5 分钟，每次复合呼吸训练 20 分钟，抗阻呼吸训练 20 分钟。

第四阶段　强化抗阻呼吸训练（第 9 周～第 12 周）：复合呼吸训练中腹式抗阻呼吸训练的阻力增加至 2kg，训练 10 分钟休息 5 分钟，每次复合呼吸训练 10 分钟，抗阻呼吸训练 20 分钟，强化抗阻呼吸训练 10 分钟。每天训练 2 次，每周至少训练 5 天。

第六节　中医康复治疗的组合使用

尘肺病的治疗主要分为两个阶段：急性加重期和稳定期（即外感引动内伤和内伤）。具体中医康复治疗项目的选择，需要充分考虑患者的体质、病情、接受度和配合度等因素，通过中医外治法与内治法相结合的形式，达到治疗疾病的目的。临床实际中，往往同时使用多种治疗方法，以起到取长补短的效果。在常规治疗的基础上结合中医康复治疗能够提高疗效，减少不良反应，减少患者住院次数，缩短患者住院周期。中医康复治疗组合的原则为"因人制宜、辨证施治、组合使用"。

一、急性加重期

1. 尘肺病合并呼吸道感染

尘肺病患者容易发生上呼吸道感染，并继发支气管炎。尘肺病合并肺炎时，患者临床表现为在原有症状基础上咳嗽加重，咯痰量增多，痰可呈白色黏稠，也可呈黄色脓性，呼吸困难加重；同时可出现发热、无力、食欲不振等全身症状。实验室检查可显示外周血细胞、多种炎性因子升高，相关细菌、病毒检测阳性。影像学检查可显示在原有基础上出现炎症或间质性改变，少数可伴发胸腔积液，随着病情的发展，病灶密度可以增高或融合。当尘肺病患者外感风寒、风热、暑湿等邪气时，易引动内邪，出现内外同病。

西医治则：适当卧床休息，合理氧疗，均衡营养；对症药物治疗；抗感染治疗。

中医治则：解表清热（或解表散寒，或化湿解暑），宣肺止咳，化痰平喘。

中医康复治疗常用方案：发热期风寒束表者可选针刺、中药熏蒸、艾灸等法相结合治疗；风热袭肺者可选针刺、放血疗法、耳穴压丸等法相结合治疗，余邪未尽、咳喘明显可加穴位贴敷。

2. 尘肺病合并气胸、咯血及右心功能不全

尘肺病合并气胸、咯血及右心功能不全，是较为严重的病情状态。基层医疗机构应及时识别重症患者，转诊至上级医疗机构，进行中西医综合治疗。

二、稳定期

尘肺病患者在稳定期主要表现为胸闷、气短、咳嗽、咳痰、喘息、胸

痛等，严重者可合并下肢水肿等慢性右心衰竭的症状。此时主要参考中医辨证分型，在中西药常规治疗的基础上，选择合适的中医康复方案。

尘肺病常见中医证候包括虚证类（肺燥伤阴证、肺气虚证、肺脾气虚证、肺肾气虚证）、实证类（痰湿阻肺证）、兼证类（瘀阻肺络证）三类六证候。（各类证候的具体症状表现可见第四章。）

西医治则：建立尘肺病患者康复评估档案；合理氧疗；健康教育，进行呼吸功能锻炼、气道廓清技术、呼吸肌功能锻炼、运动训练等康复治疗。

中医治则：根据不同证候采取不同的治法、如补肺益气、健脾化痰、补肾纳气、温阳补虚、活血通络等。

中医康复治疗常用方案：咳、喘明显者可选穴位贴敷或穴位埋线、揉腹、耳穴压丸、针刺或艾灸等法相结合治疗，胸闷、气短者可加推拿（呼吸相关肌群拉伸松解）、推拿罐疗法、呼吸导引操，胸痛可加中药塌渍或中药熏蒸。反复感冒者可选穴位贴敷（"三伏"贴、"三九"贴）、督灸或穴位埋线等法相结合治疗。

三、案例分享

患者张某，男，45 岁。

初诊：2023 年 4 月 15 日。

主诉：胸闷、胸痛、咳嗽、咳痰 8 年，发热 1 天。

患者既往于当地一煤矿工作，从事井下掘进工，累计接尘作业 16 年。8 年前，患者在工作期间逐渐出现活动后胸痛、胸闷、气短，间断咳嗽、咳白黏痰，后经完善相关检查被诊断为"职业性煤工尘肺叁期"。患者平素抵抗力差，反复出现肺部感染。1 天前，患者受凉后出现发热、恶寒，体温 38.0 ~ 39.2℃，无汗，胸闷、气喘，间断胸痛，咳嗽、咳白黏痰，自服"感冒清热颗粒"，效不佳。入院症见发热、恶寒，体温波动于 37.5 ~ 38.8℃，胸闷、气喘明显，呼吸急促时胸痛，咳嗽、咳黄白黏痰，咽部异物感明显，食少便溏，舌体胖大、边有齿痕，舌质暗红，苔白厚腻，脉浮数。就诊时查其血常规：白细胞 13.75×10^9/L，中性粒细胞百分比 83.75%，中心粒细胞 8.33×10^9/L，淋巴细胞百分比 18.70%，C 反应蛋白 73.69mg/L。肺部 CT 示两肺广泛、多发网状、线样影及圆形小阴影，部分钙化，两肺见多发融合大阴影，边界欠规整，呈毛刺状突起，双侧膈肌低平。

西医诊断：①职业性煤工尘肺叁期，慢性肺源性心脏病，心功能 2 级；②肺部感染。

西医治疗：予以抗感染、化痰、平喘、解热等药物对症治疗。

中医辨证：风邪束表，痰热郁肺。

中医治则：宣肺解表，清热化痰。

处方：麻杏石甘汤合二陈汤加减。

中医康复治疗处方：①放血疗法（耳尖、大椎）每日 1 次，连续 5 日；②普通针刺（合谷、列缺、肺俞、曲池、丰隆）每日 1 次，连续 5 日；③耳穴压丸法（轮 1、轮 2、轮 3、轮 4），隔日 1 次。

二诊：2023 年 4 月 20 日。

患者热退身凉，体温正常，咳嗽、喘息稍减轻，仍咳白黏痰，咽部异物感，食少便溏，舌体胖大、边有齿痕，舌质红，苔白厚腻，脉沉紧。此为热势已退，外邪未尽，引动内伤。复查血常规：白细胞 9.75×10^9/L，中性粒细胞百分比 74.70%，中性粒细胞 6.12×10^9/L，淋巴细胞百分比 22.3%，C 反应蛋白 25mg/L。康复评估结果如下：① 6 分钟步行距离 308.4 米（2 级），危险分层为高危，代谢当量 3.44METs；② Borg 气促量表为 4 级（略严重的呼吸困难），Borg 劳累评估量表为 13 ~ 14 级（有点用力）；③肺功能评测示 FVC（L）69%，FEV_1（L）46%，FEV_1/FVC 67%；④呼吸肌肌力评估示 MIP 72cmH_2O，MEP 75cmH_2O（吸气肌肌力较差，呼气肌肌力较差）；⑤肺部 CT 示两肺广泛、多发网状、线样影及圆形小阴影，部分钙化，两肺见多发融合大阴影，边界欠规整，呈毛刺状突起，双侧膈肌低平。

中医治则：宣肺止咳，健脾燥湿化痰。

处方：六安煎合六君子汤加减。

中医康复治疗处方：①穴位贴敷治疗（天突、定喘、膻中）每日1次；②艾灸（中脘、丰隆、足三里、肺俞、膈俞）每日1次；③耳穴压丸法（肺、气管、交感、对屏尖）隔日1次；④有氧训练（呼吸导引操配合阶梯式呼吸训练）每次20～30分钟，每日2次；⑤推拿治疗（胸锁乳突肌、胸大肌、斜方肌等胸背部肌群的拉伸松解）每日1次；⑥健康宣教；⑦中医辨证施护。以上治疗方案连续执行10天。

三诊：2023年5月1日。

患者咳嗽减轻，咳痰量减少，气喘减轻，饮食好转，大便成形，仍有咽部异物感，乏力，易汗出，口干、口黏，舌体胖大、边有齿痕，苔白腻，脉弦滑。此为外邪已尽，内湿渐生，营卫受损，正气亏虚。

中医治则：健脾化湿，兼补肺气。

处方：黄芪建中汤合六君子汤加减。

中医康复治疗处方：①穴位贴敷治疗（组合1为定喘、天突、关元，组合2为膻中、大椎、气海，组合3为肺俞、脾俞、膈俞）每日1次，3个组合交替贴敷，每周6次；②耳穴压丸法（肺、气管、交感、肺、脾、大肠）隔日1次，每周2次；③揉腹，每日1次；④推拿罐疗法，每日1次，每周至少2～3次；⑤有氧训练（呼吸导引操配合阶梯式呼吸训练）每次20～30分钟，每日2次；⑥督灸，每次间隔1个月，连续5次为1个疗程；⑦居家有氧训练，每次20～30分钟，每日2次。其中，督灸及居家有氧训练长期执行，其他治疗方案连续执行6周。

四诊：2023年6月20日。

患者咽部异物感消失，偶有咳嗽，无痰，自觉乏力减轻，运动能力提高，饮食可，大便正常，舌质红，苔薄白有津液，脉弦滑。康复评估结果如下：①6分钟步行距离465.0m（4级），危险分层为低危，代谢当量4.47METs；②Borg气促量表为2级（轻度的呼吸困难），Borg劳累评估量表为9~10级（很轻）；③肺功能评测示FVC（L）69%，FEV_1（L）47%，FEV_1/FVC 68%；④呼吸肌肌力评估示MIP 89cmH_2O，MEP 87cmH_2O（吸气肌肌力正常，呼气肌肌力稍差）；⑤肺部CT示两肺广泛、多发网状、线样影及圆形小阴影，部分钙化，两肺见多发融合大阴影，边界欠规整，呈毛刺状突起，双侧膈肌光整。

随访半年，患者病情稳定，未再出现咽部异物感、口黏及反复感冒等情况。

第六章

尘肺病的康复护理、药膳及宣教

尘肺病患者的康复护理分为基础护理和中医辨证施护两种模式。护理人员会通过对尘肺病患者进行全面的评估，充分了解患者的生理和心理状况，根据患者的病情、文化水平和理解能力，为其制订个体化的康复方案，并督导方案的完成。中医护理强调辨证施护，即针对患者不同的证型提供个性化的护理干预措施。为了促进尘肺病患者的快速康复，我们建议将基础护理联合中医辨证施护的护理模式引入到尘肺病的康复护理中。这样的护理模式能够更好地满足患者的需求，提高治疗效果，促进患者的康复。

一、基础康复护理

1. 环境

基层康复站应加强环境的建设，为患者提供优良且舒适的休养环境，如确保室内空气流通、尽可能减少噪音、提供舒适宁静的病房等，可以为患者的康复提供助力。此外，还需要在院内设立相应的尘肺病预防及康复治疗宣传栏，为尘肺病患者提供与疾病相关的基本信息、康复评定信息及康复治疗方案，使患者能够对自己的病症有初步的了解。同时，还需要根据患者的病情严重程度和个人性格特点，进行相应的康复区域调配。

2. 氧气吸入

氧气吸入是缓解患者呼吸困难症状最为有效的基础生命支持措施。通过吸氧，可以增加患者活动范围及耐力，提高其日常生活的自理能力。

（1）氧气吸入指征：当尘肺病患者处于室内静息呼吸时，如果 PaO_2 低于或等于 55mmHg（7.3kPa），或者血氧饱和度低于 88%，无论是否伴有高碳酸血症，均可考虑给予氧气吸入。另外，如果 PaO_2 介于 55mmHg（7.3kPa）至 60mmHg（8.0kPa）之间，同时伴有肺动脉高压、慢性肺源性心脏病、充血性心力衰竭或继发性红细胞增多症，也可根据实际需要给予不同浓度的氧气吸入。

（2）氧气吸入方法：包括鼻导管给氧、面罩给氧和经鼻高流量氧疗。

鼻导管（或鼻塞）给氧是指护理人员采用一次性鼻导管或鼻塞，持续低流量（1～2L/min）给予患者吸氧。吸氧时间将根据患者的血气分析结果和缺氧改善情况来决定。这是临床实践中用于治疗轻度和中度低氧血症的最常用方法。鼻导管和鼻塞用具相对简单，且价格低廉，更适合轻度缺氧的患者。然而，这种方法也存在一些缺点，例如吸氧浓度不稳定，以及当吸氧流量较高时，干燥的氧气可能导致鼻黏膜和痰液干燥。

面罩给氧是指将面罩放置于患者的口鼻部位，以供氧气输入。氧气自下端输入，呼出的气体从面罩两侧孔排出。这种给氧方式能提供稳定的氧气浓度，通常需要较高的氧浓度，氧流量一般为 6～8L/min。它适用于病情严重的张口呼吸患者，由于口鼻部都能吸入氧气，因此对于此类患者效果较好。它还适用于鼻导管吸氧不能使血氧饱和度达标的患者，以及过度通气甚至呼吸性碱中毒的患者。

经鼻高流量氧疗（high-flow nasal cannula，HFNC）是指一种通过高流量鼻塞，持续为患者提供可调控且相对恒定的吸氧浓度（21%～100%）、温度（31～37℃）和湿度的高流量（8～80L/min）吸入气体的治疗方式。

其中，氧浓度可以在 21%～100% 的范围内进行预设和调节，以确保患者得到准确的氧气供应。高流量则指的是气体流量可以达到高达 60L/min 的水平，可以为患者提供充足的气体供应。通过将气体温度控制在 37℃ 左右，并使其相对湿度达到 100%，可以有效地保持患者的气道湿润，避免出现因干燥而引起的不适感。

HFNC 适用于：①轻、中度 I 型呼吸衰竭，即氧合指数（PaO_2/FiO_2）介于 200～300mmHg 之间；②轻度呼吸窘迫，即呼吸频率超过 24 次 / 分钟；③ pH 大于等于 7.3 的通气功能障碍；④对传统氧疗或无创正压通气不耐受或有禁忌的患者。HFNC 禁用于：① pH 小于 7.3 的通气功能障碍；②矛盾呼吸现象；③气道保护能力差，有误吸的高危风险者；④血流动力学不稳定，需要使用血管活性药物者；⑤面部或上呼吸道手术导致不能佩戴高流量鼻导管者；⑥鼻腔严重堵塞者；⑦对 HFNC 不耐受者。HFNC 绝对禁用于：①心跳呼吸骤停，需要进行紧急气管插管和有创机械通气；②自主呼吸微弱或昏迷；③重度 I 型呼吸衰竭，即 PaO_2/FiO_2 < 60mmHg；④ pH 小于 7.25 的通气功能障碍。

（3）家庭氧疗：家庭通常采用制氧器、小型氧气瓶及氧气枕等吸氧装置进行氧疗。正确的家庭氧疗可以有效改善尘肺病患者的症状，延缓其肺功能减退速度，提高患者生存率。在清洁消毒方面，吸氧装置应得到妥善处理。同时，在氧气使用过程中，应防止火灾及爆炸等安全事故的发生。

3. 雾化吸入

雾化吸入治疗是尘肺病患者最常用的给药方式。其治疗目的包括解除支气管痉挛、湿化气道、祛痰、抗炎等，还包括缓解咳嗽、咳痰、喘息等症状及预防呼吸系统并发症，如气道炎症、梗阻、肺不张窒息等。

在进行雾化操作前，应给患者做好健康教育，确保患者具备足够的认知和能力来配合使用雾化器。此外，应清除患者口腔异物及食物残渣，帮助患者有效咳嗽，促进排痰。雾化治疗时，尽量选择坐位，此体位有利于患者吸入药液沉积到终末细支气管及肺泡。仰卧位由于潮气量减少，不利于吸入治疗，对于意识模糊、呼吸无力者，可采取侧卧位，并将床头抬高30°，使患者膈肌下移，胸腔扩大，增加气体交换量，提高治疗效果。

雾化吸入时，氧流量应调至 6 ~ 8L/min，吸入速度由慢到快，雾量由小到大。引导患者采用深而慢的呼吸方式，深吸气后可停留片刻，尽量缓慢地呼气，尽可能通过鼻腔呼出，保证足剂量的药物被吸入靶器官。常规的雾化吸入治疗一般每天 2 次，选择饭前进行，有利于吸入后排痰或治疗由于药物引起的恶心呕吐。对于肺部感染的患者，可根据痰液的黏稠度和痰液的变化选择吸入次数和吸入时间。应遵医嘱给药，密切观察患者的神志、生命体征、咳嗽及咯痰情况，注意痰液的量、色、性状等，必要时监测血气分析。当患者出现表情淡漠、神志恍惚、头痛、多语、性格行为异常等表现，血气分析结果 $PaO_2 < 60mmHg$、$PaCO_2 > 50mmHg$ 时，提示呼吸衰竭合并肺性脑病，应立即配合医生进行抢救。

雾化吸入治疗后应及时对患者进行拍背，帮助患者排痰，同时要观察痰液的性状、颜色和量的变化。此外，应清洁患者口腔，防止并发症的发生。吸入器具应专人专用，及时消毒，由蒸馏水冲洗后晾干备用。

4. 排痰训练

排痰护理在改善多痰尘肺病患者的呼吸道环境方面具有重要作用。尽管传统人工叩背法因其操作简便、方便的特点被广泛应用于家庭护理，但实际效果一般。体外振动排痰法是利用排痰机的胸部物理治疗原理，针对性地对患者不同部位进行有效的震动及叩击，有助于黏液和代谢物松动和液化。排痰机具有稳定且持续的敲打力度和更强的穿透力，对缓解患者肌肉紧张、促进患者背部血液循环等方面有积极的作用。因此，通过排痰机辅助护理，不仅可以更有效地清除呼吸道分泌物和代谢物，减少细菌感染，减轻和预防肺炎等疾病，还可以缓解疾病造成的恐惧、抑郁等不良情绪，对提高患者的生命质量及护理满意度起到积极的作用。

（1）体位引流：该方法主要是利用重力作用促进各肺段内积聚的分泌物排出。根据病变部位的不同，采取不同的引流体位。引流频率根据分泌物量的多少而定。对于分泌物较少的患者，每天上午、下午各进行1次引流；对于痰量较多的患者，宜每天引流3～4次。引流时间点以餐前为宜，每次引流1个部位，时间为5～10分钟，如涉及多个部位，总时间不应超过30～45分钟，以避免疲劳。

（2）手法叩击：该方法有助于黏痰和浓痰从支气管壁脱离。叩击者需将手指并拢，掌心呈杯状，运用腕动力量自下而上、自外向内迅速而有节律地叩击胸壁，震动呼吸道。叩击时发出一种空而深的拍击音表明手法正确。

（3）震动排痰：先以常规方式消毒治疗头和叩击转向器，排痰过程需结合体位引流进行。然后接通电源，根据患者病情、体格、耐受程度选择频率范围，一般为15～30Hz（对体弱及术后的患者，建议从较低频率开始），每次10～20分钟，直接将叩击头作用于胸廓，一手轻轻捏住叩击头的手柄，另一手操作叩击头，轻加压力，由外向内，由下向上循环进行叩击振动排痰，每个部位叩击30秒左右，然后移动到下一个部位，直至整个胸廓（避开肩胛骨及脊柱）。对于感染部位，应延长叩击时间，增加频率，并用增加叩击压力，促进患者深部排痰。操作中注意观察患者情况，做完一侧，给患者翻身，再做另一侧，操作后指导患者深呼吸，进行有效排痰，排痰后要观察其痰量、性质、颜色的变化。

（4）咳嗽训练：吸气后屏住呼吸3～5秒，然后经口慢慢呼气，尽可能呼尽。胸腔下部和腹部应该下陷。第二次吸气后，屏住呼吸，用力从胸部咳出，再进行短促有力的咳嗽，促进痰液排出。

5. 心理护理

由于职业病的病情具有反复性和持续性的特点，且患者的医疗和生活待遇受到政策的影响，职业病患者往往存在复杂的心理状态。他们可能会产生忧郁、消极悲观、怨恨等情绪，以及表现出易激惹、猜疑、依赖、求助和回避的心理。这些复杂的心理状态一定程度上会导致医患和护患之间的沟通难度增加，患者治疗和护理的依从性不足，给护理管理工作带来了难度。

因此，护理工作应高度重视患者的心理问题，并给予他们及时的心理支持。为解决患者的心理问题，我们可以采取以下措施。

（1）加强患者及家属的心理咨询服务和卫生宣教工作，消除他们对疾病的恐惧心理。

（2）向患者介绍疾病相关的基础知识，如呼吸道的解剖结构、呼吸肌的功能、尘肺病的病因，以及尘肺病的病理生理改变和正确评估症状的方法等。此外，还要让他们了解康复治疗的重要性和方法，以及注意事项。这样可以帮助患者更好地理解康复训练的重要性，提高他们参与康复训练的配合度与依从性。

（3）避免使用不利的语言，例如过度强调病情的严重性或负面结果。可以列举已经康复的病例来鼓励患者，帮助他们树立信心。

（4）教授患者缓解紧张的技巧，以及如何处理与工厂和家庭的关系，以减轻他们的压力。

（5）帮助患者树立信心，尽快适应治疗环境，调动他们自身的康复能力。这样可以使得患者积极配合治疗，处于接受治疗的最佳心理状态。

6. 起居调整

（1）顺应四季气候变迁：春夏之际，应晚睡早起，适度参与户外活动，以滋养体内阳气；秋冬之时，宜早睡早起，注重保暖防寒，确保阴精内藏，阳气不外泄。

（2）遵循四季养生之道：春夏宜养阳，秋冬宜养阴，以符合自然界春生、夏长、秋收、冬藏的规律，防止疾病恶化。

（3）防止过度劳累与过度安逸：过度劳作会耗损阳气，导致气短喘息，可能诱发哮喘、慢性咳嗽、肺胀等病症。若长时间不参与劳动或体育锻炼，可能会导致肺功能减弱，气血不畅，进而产生气虚、体乏、精神不振等症状。

（4）维持规律生活作息：确保充足睡眠，结合个人体能进行适度劳动与体育锻炼，以促进经络畅通，调和气血，加快身体康复。

二、中医辨证施护

尘肺病是由于长期吸入大量粉尘而引起的以肺组织纤维化为主的全身性疾病。患者多表现为咳嗽、咳痰、胸痛、呼吸困难等，严重影响生活质量。辨证施护是一种个性化的护理方法，也是中医特色护理方法之一，在尘肺病患者的康复过程中发挥着重要作用。通过分析患者的证候特点，运用因人施护、辨证施护、整体观念等原则，可以提高患者的生活质量、促进患者康复。在未来的工作中，我们应继续深入研究辨证施护在尘肺病患者护理中的应用，以期惠及更多尘肺病患者。

1. 辨证施护的原则

（1）因人施护：根据患者的年龄、性别、体质、病情等因素，制订个性化的护理方案。

（2）辨证施护：根据尘肺病患者三证类六证候的特点，采取相应的护理措施。

（3）整体观念：将患者视为一个整体，注重身心并护，促进患者全面康复。

2. 辨证施护的措施

（1）实证护理：实证患者多表现为咳嗽、咳痰、胸痛等。护理上应注重清热化痰、宣肺止咳，保持室内空气流通，可采用拍打背部等方法促进排痰。

（2）虚证护理：虚证患者多表现为气短、乏力、自汗等。护理上应注重益气养阴、固表止汗，可采用按摩穴位、增加营养摄入等方法提高患者体质。

（3）寒证护理：寒证患者多表现为畏寒、肢冷、咳嗽等。护理上应注重温阳散寒、宣肺止咳，可采用保暖措施、饮用姜汤等方法改善症状。

（4）热证护理：热证患者多表现为发热、口干、尿黄等。护理上应注重清热解毒、生津止渴，可采用物理降温、多饮水等方法减轻症状。

3. 辨证施护的注意事项

（1）密切观察病情变化：护理人员应密切观察患者的病情变化，及时调整护理措施。

（2）加强心理护理：尘肺病患者常因病情反复、生活质量下降而产生焦虑、抑郁等情绪。护理人员应加强对患者的心理疏导，帮助患者树立战胜疾病的信心。

（3）注重健康教育：护理人员应向患者及其家属普及尘肺病的相关知识，增强患者的自我防护意识和能力。

第二节　尘肺病患者的中医药膳

在常规治疗之外，中医药膳也被证实为辅助治疗尘肺病的有效手段。根据中医理论，尘肺病可归属于"肺痹""肺痿"等范畴，其发病机制在于粉尘侵袭肺脏，导致肺脏功能受损，进而影响肺的气血流通。因此，针对尘肺病的治疗策略应以润肺、补肺、清肺为主要目标，同时兼顾调理脾胃和肾脏功能。通过合理的中医药膳配伍，能够促进患者身体功能的恢复，减轻病痛，提高生活质量。

一、尘肺病的膳食原则

1. 合理选择主食和烹调用油

主食类食物中的碳水化合物占到 70% 左右，它是我国居民饮食结构中的主要能量来源。为保证能量充足，建议每天摄入谷薯类食物 350 ~ 500g，如大米、面粉、薯类等。由于粗杂粮类含维生素、矿物质和膳食纤维较精加工的大米、面粉类更丰富，选择主食时注意粗细搭配，适当增加粗杂粮类，如燕麦、荞麦、红小豆、绿豆等，每日 100g 左右。脂肪也是提供能量的主要来源之一，除食物中所含的脂肪外，烹调用油也是供给能量的重要来源，烹调用油建议以植物油为主，如玉米油、大豆油、菜籽油、橄榄油等，每天 30g 左右，不宜长时间使用同一种油类，1 ~ 2 个月更换 1 次。

2. 保证充足的蛋白质摄入

蛋白质主要来源于动物性食物和植物性食物中的豆类，日常饮食中优质蛋白质应占 1/3 以上，推荐每日摄入鸡蛋 1 个，牛奶或酸奶 300mL，瘦肉或鱼虾 150 ~ 200g，经常吃豆制品，每天吃大豆 25g 以上。

3. 保证充足的蔬菜和水果

蔬菜水果主要为人体提供维生素、矿物质、膳食纤维等营养物质。充足的维生素和矿物质有利于减轻粉尘对人体的危害，如维生素 A 可维持上皮细胞组织的完整性，促进呼吸道组织修复，增强防御功能。因此，尘肺病患者在日常饮食中应保证摄入充足的蔬菜和水果，以满足维生素和矿物质需要，建议每日摄入蔬菜 500g 以上，水果 250g 以上，以当季的新鲜蔬菜水果为主。

4. 多喝水

尘肺病患者体内水分丢失增多，需及时补充水分。增加摄入液体量有利于稀释痰液，促进尘肺病患者黏稠痰液的排出。每天饮水量建议在

2000mL 以上。

5. 养成良好的饮食习惯

尘肺病患者以少食多餐为宜，不宜暴饮暴食。同时，尘肺病患者应慎食辛辣、刺激性食物（如芥末、辣椒），避免饮用咖啡、浓茶等刺激性饮料。特别强调，尘肺病患者必须戒酒。此类刺激性的饮食容易刺激气道，引起咳嗽，加重气促。由于尘肺病患者的脾胃运动功能失常，因此应选择健脾开胃、有营养、易吸收的饮食。

二、尘肺病的药膳

随着生活水平的不断提高，人们逐渐喜爱选用补虚强身的药膳来调治慢性病，食疗配合药疗，两者相得益彰。结合中医辨证施护的原则，针对尘肺病常见证候（肺燥伤阴证、肺气虚证、肺脾气虚证、肺肾气虚证、痰湿阻肺证、瘀阻肺络证），编者团队制订了具有滋阴清肺、补肺健脾益肾功效的养生食疗方，以期促进尘肺病患者康复。

（一）尘肺病的养生菜谱

1. 肺燥伤阴证

（1）荷塘月色

原料：莲藕 50g，黑木耳 10g，荷兰豆 20g，胡萝卜 50g，大蒜、生抽、食盐适量。

做法：①黑木耳提前用冷水泡发；将所有食材清洗干净，莲藕、胡萝卜去皮；莲藕、胡萝卜切成薄片，荷兰豆去筋，黑木耳撕成小片，大蒜切末。②锅中加水烧开，加入少量食盐和食用油，放入荷兰豆、莲藕片、胡萝卜片焯熟，然后捞出沥干水分。③热锅凉油，放入大蒜末炒香；加入黑木耳和焯水后的莲藕、胡萝卜、荷兰豆，快速翻炒；加入 1 勺生抽，继续翻炒均匀，使食材充分入味；加入适量食盐调味，翻炒均匀后即可出锅。

功效：滋阴清肺，止咳。

（2）西芹百合

原料：西芹 50g，百合 50g，大蒜、食盐适量。

做法：①将西芹洗净，切成斜段；新鲜百合掰成小片，洗净；大蒜切片备用。②锅中加入适量的食用油，烧热后加入蒜片，翻炒至微黄；加入西芹段，大火翻炒至断生；西芹段七成熟时加入百合片，继续翻炒，使百合与西芹充分混合；加入适量的食盐翻炒均匀；当西芹、百合炒至熟透、颜色鲜亮时，即可关火。

功效：滋阴清肺，止咳。

（3）凉拌三鲜

原料：荸荠 50g，海蜇丝 20g，黑木耳 10g，大蒜、生抽、香醋、香油、食盐、白糖适量。

做法：①荸荠洗净，去皮，切成细丝；海蜇丝提前浸泡，洗净沙粒；黑木耳提前泡发，洗净，切成丝；大蒜切碎。②在一个大碗或盘子中，放入切好的荸荠丝、海蜇丝和黑木耳丝；加入切碎的大蒜；加入生抽、香醋、香油、少许食盐和白糖；用筷子或搅拌器搅拌均匀，确保所有食材都充分混合并调味。③将拌好的三鲜放置 10 分钟，让食材充分吸收调味；将凉拌三鲜装盘，即可食用。

功效：滋阴清肺，止咳。

2. 肺气虚证

（1）肉末豆腐

原料：嫩豆腐 100g，瘦肉丁 50g，牛乳 100mL，食盐、生抽、生姜、葱、白胡椒粉适量。

做法：①嫩豆腐切方块，瘦肉丁用少许食盐、生抽腌制 10 分钟；生姜切片，葱切成葱花。②锅中加入适量水，放入生姜片，煮沸后放入豆腐块，用小火煮 5 分钟，去除豆腥味；捞出豆腐，沥干水分备用。③热锅凉油，放入腌制好的瘦肉丁，翻炒至变色；加入煮好的豆腐块，轻轻翻炒，使豆腐均匀裹上肉末；倒入牛乳，加适量食盐、生抽调味，撒上白胡椒粉；小火煮至豆腐充分吸收肉汁和牛乳的香味；出锅前撒上葱花，增加色彩和香味。

功效：补肺益气。

（2）香菇酿豆腐

原料：香菇 50g，瘦肉末 50g，鸡蛋 1 个，豆腐 50g，葱、生姜、料酒、生抽、食盐、白胡椒粉适量。

做法：①香菇提前用温水泡发，去蒂后洗净；豆腐切成 1cm 厚的片；生姜切片，葱切成葱花。②在碗中将瘦肉末、鸡蛋、葱花、姜片、料酒、生抽、食盐和白胡椒粉混合，搅拌均匀，腌制 10 分钟。③将腌制好的肉馅填入香菇中，稍微压实；将豆腐片放在蒸盘上，然后将填好肉馅的香菇放在豆腐片上。④将蒸盘放入蒸锅中，大火蒸至香菇和肉馅完全熟透；取出蒸好的香菇酿豆腐，淋上少许生抽，撒上葱花作为装饰。

功效：补肺益气。

3. 肺肾气虚证

（1）核桃菠菜

原料：菠菜 50g，核桃 10g，杏仁 10g，生姜、食盐适量。

做法：①菠菜清洗干净，切成段；核桃和杏仁稍微压碎，备用；生姜洗净，切成薄片。②锅中加入适量的植物油，烧热；放入生姜片，翻炒出香味；加入菠菜，大火快速翻炒至菠菜断生；接着加入核桃和杏仁，继续翻炒；根据口味加入适量的食盐，翻炒均匀；当菠菜炒至熟透，核桃和杏仁散发出香味时，即可出锅。

功效：补肺益肾，止咳。

（2）清炒山药荷兰豆

原料：山药 100g，荷兰豆 20g，枸杞 10g，大蒜、食盐适量。

做法：①枸杞提前用清水浸泡 10 分钟，洗净；山药去皮，洗净后切成薄片；荷兰豆去筋，洗净；大蒜切末。②锅中加入适量食用油，烧热后加入大蒜末爆香；加入山药片，翻炒至表面微黄；加入荷兰豆，继续翻炒至断生；加入浸泡好的枸杞，翻炒均匀；加入适量食盐调味，翻炒均匀后出锅。

功效：补肺健脾益肾。

（二）尘肺病的养生主食

1. 肺脾气虚证

三色健脾卷

原料：山药 50g，薏苡仁粉 50g，黑米面 50g，玉米面 50g，白面 100g。

做法：①将山药清洗干净，去皮后切成段，蒸熟备用；将蒸好的山药放入搅拌器中，搅拌成泥状。②在碗中将山药泥、薏苡仁粉、黑米面、玉米面和白面混合均匀；逐渐加入适量的清水，边加边搅拌，直到形成一个柔软的面团。③将面团分割成小块，用擀面杖擀成薄片。④平底锅预热，刷上一层薄薄的食用油；将擀好的面片放入锅中，小火煎至两面金黄；将煎好的面片取出，稍微放凉后，卷成卷状，三色健脾卷即制作完成。

功效：补肺健脾，化痰。

2. 肺肾气虚证

（1）山药杏仁饼

原料：杏仁 10g，山药 50g，鸡蛋 1 个，糯米粉 50g，白糖适量。

做法：①将杏仁粉和山药粉混合均匀；鸡蛋打散备用。②在搅拌碗中加入混合好的杏仁山药粉和糯米粉、白糖，慢慢加入鸡蛋液和适量清水，搅拌成黏稠的面糊。③平底锅预热，涂抹一层薄油；将面糊倒入平底锅中，用中小火慢慢煎至两面金黄；若使用模具，可将面糊倒入模具中，再放入平底锅或烤箱中烤制；烤制完成后，取出山药杏仁饼，待其稍微冷却后即可食用。

功效：补肺健脾益肾，止咳化痰。

（2）山药馒头

原料：山药 50g，黑米面 50g，面粉 100g，酵母 2g。

做法：①山药洗净，去皮切段，放入蒸锅中蒸熟；蒸熟的山药压成泥状。②在和面盆中，将面粉、黑米面和酵母混合均匀；慢慢加入温水，同时用手搅拌，直至面粉成为絮状；将山药泥加入面粉中，继续搅拌，直至完全混合成一个面团。③将面团放在案板上，用擀面杖擀平，然后折叠再擀，重复几次，直至面团光滑；将面团分成小块，每块揉成馒头形状。④馒头放入蒸笼中，醒发 20 分钟；蒸锅加水，烧开后放入蒸笼，蒸熟；关火后等待 5 分钟，取出馒头。

功效：补肺健脾补肾，化痰。

（三）尘肺病的养生粥

1. 肺燥伤阴证

银莲粥

原料：莲子 20g，银耳 20g，大枣 10 个，粳米 100g。

做法：①莲子提前浸泡 2 小时，银耳用温水泡发 1 小时，大枣洗净；粳米清洗干净，提前浸泡 30 分钟。②锅中加入足够的清水，将泡好的莲子、银耳、大枣一同放入锅中，用大火煮沸；煮沸后，转小火，继续煮 30 分钟；将泡好的粳米加入锅中，搅拌均匀；用小火继续煮，这期间需要不时地搅拌，防止粥底煳锅；煮至粥变得黏稠，莲子、银耳充分熟透，大枣的香甜融入粥中即可关火。

功效：滋阴润肺。

2. 肺气虚证

黄芪粥

原料：黄芪 20g，小米 100g。

做法：①将黄芪洗净并稍微打碎；小米清洗干净，浸泡 30 分钟。

②在砂锅中加入适量的清水，将打碎的黄芪放入，大火煮沸后转小火煮30分钟；将浸泡好的小米加入黄芪水中，搅拌均匀；继续用小火煮，这期间需不时用筷子或搅拌器搅拌，防止粥底煳锅；煮至小米开花、粥变得黏稠时，即可关火。

功效：补肺益气。

3. 肺脾气虚证

党参百合粥

原料：党参20g，百合20g，粳米100g，冰糖适量。

做法：①党参、百合提前用清水浸泡30分钟，以充分软化；粳米清洗干净，用水浸泡20分钟。②砂锅内加入适量清水，放入浸泡好的党参，用中火煮沸后转小火煮20分钟；再加入百合和粳米，继续用小火煮，同时不断搅拌，防止粥底煳锅；煮至粥变得黏稠时，加入适量的冰糖调味，搅拌均匀；再煮至米烂，关火，盖上锅盖焖5分钟即可。

功效：补脾益肺，止咳平喘。

4. 肺肾气虚证

山药杏仁粥

原料：怀山药100g，杏仁20g，黑米100g，冰糖或其他调味品适量。

做法：①将怀山药洗净，去皮切段；杏仁提前用水浸泡，去除外皮，洗净；黑米提前洗净，浸泡30分钟。②在砂锅中加入足够的清水，放入浸泡好的黑米，用大火煮沸；煮沸后转小火，继续煮20分钟；加入切好的怀山药段和去除外皮的杏仁，搅拌均匀；再次用小火煮40分钟，直至粥熟米烂；根据个人口味，可适量加入冰糖或其他调味品进行调味；搅拌均匀后，关火，静置5分钟即可。

功效：补肺益肾，化痰。

5.痰湿阻肺证

薏米百合杏梨粥

原料：薏苡仁50g，百合50g，杏仁10g，雪梨1个，粳米100g，冰糖适量。

做法：①薏苡仁提前浸泡2小时，以便更好地煮烂；鲜百合洗净，剥片备用；杏仁提前浸泡30分钟，去除外皮；雪梨洗净，去皮去核，切成小块。②砂锅内加入适量的水，放入浸泡好的薏苡仁，大火煮沸后转小火煮30分钟；加入粳米，继续煮，这期间需不时搅拌，防止粘底；当粥熟米烂时，加入雪梨块、去皮杏仁和鲜百合片，继续煮10分钟；根据个人口味，可适量加入冰糖调味，搅拌均匀后关火。

功效：祛湿化痰，生津润燥。

（四）尘肺病的养生汤

1.肺燥伤阴证

沙参玉竹老鸭汤

原料：沙参50g，玉竹50g，老鸭1只，生姜、食盐适量。

做法：①老鸭宰杀干净，去毛、内脏，斩成大块，用清水浸泡30分钟去血水；沙参、玉竹用清水洗净，浸泡10分钟；生姜洗净，拍扁。②汤锅内加足够清水，放入老鸭块、生姜片，大火煮沸后撇去浮沫；加入沙参、玉竹，转小火炖煮2小时；炖至鸭肉熟烂，汤色浓白，加入适量食盐调味；关火，盛出即可。

功效：滋阴清肺止咳。

2.肺气虚证

芪枣汤

原料：黄芪12g，大枣15个。

做法：①黄芪用清水浸泡10分钟，大枣洗净，去除枣核。②加适量水煮约30分钟，煮至枣熟汤成；饮汤食枣，可经常饮用。

功效：益气祛风，增强人体免疫力，预防感冒。

3. 肺脾气虚证

柚子炖鸡

原料：柚子1个，公鸡1只，葱、生姜、食盐、味精、黄酒等适量。

做法：①用刀将柚子外皮削去，取出柚子肉，去除籽和白色内膜；公鸡宰杀后去毛和内脏，用清水冲洗干净，沥干水分。②将处理好的柚子肉放入鸡腹内，确保鸡肉和柚子肉充分混合。③将鸡放入搪瓷或陶瓷炖锅内，加入葱、生姜、食盐、味精各少许；倒入黄酒，增加香气和味道；加盖后，将炖锅置于火上，用小火慢慢炖煮；炖煮1.5～2小时，直到鸡肉熟烂、柚子肉融入汤中，分数次食之。

功效·消食化瘀。

4. 肺肾气虚证

（1）虫草老鸭汤

原料：老鸭1只，冬虫夏草3g，葱、生姜、食盐、味精或鸡精适量。

做法：①将老鸭宰杀后，去除毛和内脏，洗净；冬虫夏草用清水稍微冲洗，去除表面的灰尘；葱切段，生姜切片备用。②将清洗干净的老鸭放入锅内，加入足够的清水，以覆盖鸭身为宜；再将冬虫夏草、葱段和姜片一同放入锅内；开大火，将汤水烧沸后，撇去浮沫；转用小火，慢慢炖煮1小时以上，直至鸭肉软烂，用筷子能轻易插入鸭肉中；根据个人口味，加入适量的食盐和味精或鸡精调味；调好味后，关火，盛出即可食用。

功效：肺肾双补。

（2）胡桃仁方

原料：胡桃仁15g，生姜1～2片。

做法：①挑选干燥、无杂质的胡桃仁；生姜清洗干净，切成薄片。②胡桃仁和生姜片放入研磨器或搅拌器中，稍微研磨或搅拌，使其混合均匀；将混合好的胡桃仁和生姜分早晚2次细细嚼食（若无研磨器或搅拌器，也可以直接将胡桃仁和生姜片放入口中嚼食，为了更好地吸收其营养，建议在嚼食时细细品味，让唾液充分覆盖食物）。

功效：补肺益肾，平喘止咳。

5. 痰湿阻肺证

银杏蒸鸭

原料：银杏果 5g，白鸭 1 只，花椒、葱、生姜、食盐、酒各适量。

做法：①银杏果去壳，放在开水中焖熟，至银杏果变软，去皮膜及两尖、芯；将处理好的银杏果在热油锅内炸至微黄色即捞出；白鸭去毛和内脏，洗净。②用花椒、葱、生姜、食盐、酒将洗净的白鸭腌制约 1 小时，使其充分入味后，去骨头；加入银杏果放入蒸锅中，用中火蒸 1~1.5 小时，直至鸭肉熟烂，熟后分数次食之。

功效：平喘化痰。

第三节　尘肺病患者的健康教育

健康宣教在帮助患者自我管理疾病方面具有显著效果。通过宣教，患者可以全面了解尘肺病的病因、病程、发展、预后及转归，从而更好地认识疾病治疗的目的、原则和方法。同时，宣教还应指导患者正确使用氧疗和药物，并提醒他们相关的注意事项，以提高治疗依从性。

此外，健康宣教应强调康复治疗的重要性及其长期性，让患者认识到参与自我管理的积极作用。这有助于改善患者的行为习惯，提高他们对疾病的认知水平，增强战胜疾病的信心。通过健康宣教的实施，可以帮助患者达到预期的康复效果。

一、健康宣教内容

1. 呼吸系统及尘肺病基础知识

正常呼吸系统的解剖和生理；尘肺病的基础知识，如病因、病理生理学等；尘肺病相关医学检查专业名词解释，如胸部 X 射线、肺功能、脉搏血氧仪、动脉血气分析等。

2. 尘肺病的预防知识

尘肺病预防的关键在于最大限度防止有害粉尘的吸入，只要措施得当，尘肺病是完全可以预防的，主要预防措施有如下几点。

（1）合规的作业环境：企业应提供符合国家标准的作业环境，采用湿式作业，并配备通风设施、洗浴设施。

（2）职业健康监护：包括上岗前体检、岗中定期体检和离岗时体检，对于接触粉尘时间较长的工人要按规定做好离岗后的随访检查。

（3）注重个人防护和个人卫生：佩戴防尘护具，如防尘帽、防尘口罩、送风头盔、送风口罩等，讲究个人卫生，勤换工作服，勤洗澡。

（4）良好的生活习惯：注意增强营养，保持生活规律化和适当的康复训练。

3. 尘肺病的治疗

尘肺病的药物治疗，宣教内容一般包括抗纤维化药物、对症药物、吸入制剂等药物的使用。同时，应该向患者宣教氧疗的重要性，包括运动性氧疗和家庭氧疗；常见的氧疗方式及供氧设备包括制氧机、储氧罐等。

4. 尘肺病的并发症

目前尘肺病尚无根治办法，治疗手段只能在某种程度上减轻症状、延缓病情进展。因此，积极对症治疗和预防并发症尤为重要。

加强营养，保持生活规律和适当的呼吸训练可在一定程度上减缓并发症的发生。对并发症要积极就诊和治疗，常见的并发症包括呼吸系统感染、自发性气胸、肺结核、肺癌及胸膜间皮瘤、慢性肺源性心脏病和呼吸衰竭。

5. 日常生活指导

尘肺病患者应该接受日常生活指导，以达到更好的康复效果，包括膳食指导、日常活动等。尘肺病患者平时可以多吃黑木耳和猪血（或鸡血、鸭血等），以及胡萝卜素丰富的食物，如胡萝卜、木瓜、南瓜等。胡萝卜素是一种抗氧化剂，一定程度上可以保护细胞和组织免受损害。

戒烟、合理饮食、避免刺激物、休闲活动等，也是尘肺病患者需要了解的内容。尘肺病患者普遍存在自身功能减退、基础疾病多等特点，因此他们往往有营养不良、微量元素缺乏、电解质紊乱等问题。通过合理的饮食和适当的休闲活动可以改善患者的身体状况。

6. 呼吸康复指导

呼吸康复指导包括自主咳痰、体位引流、腹式呼吸、深吸慢呼等。尘肺病患者肺部有效呼吸面积缩小，从而引起胸闷、咳嗽、咳痰等症状，而呼吸功能锻炼则能避免小气道过早关闭，改善肺泡有效通气量。

7. 焦虑和抑郁的管理应对

尘肺病患者咳嗽、喘息、胸闷严重，可能会反复住院，致使不能正常生活及工作，精神、体力均处于持续紧张状态，产生焦虑和抑郁情绪。因此，训练患者放松是尘肺病康复治疗的内容之一。

二、健康宣教形式

健康宣教的形式应该多样化，不仅限于传统的线下方式，还可以利用线上平台进行，通过文字、图像、声音、视频及模型展示等多种方式，让患者主动参与，提高学习效果。发放手册资料、利用宣传栏展示、发送短信、拨打电话、播放视频等是常见而有效的宣教形式，一对一沟通、讲座、义诊、上门随访、现身说法等形式，可以提高宣教的互动性。条件允许的情况下，可以采用小组讨论的形式替代讲座，鼓励患者参与互动，提高患者的学习主动性。在健康宣教过程中，宣教人员要密切关注患者的语言和观点并及时做出反应，及时评估患者的理解力和技能掌握程度，提高患者参与度。尘肺病患者的现身示例，能使宣教达到事半功倍的效果。因此，在选择健康宣教形式时，应该根据患者的需求和实际情况进行选择和组合，以达到最佳的效果。

三、健康教育处方

1. 健康生活方式

（1）保持无烟环境：不吸烟，并避免接触二手烟。使用柴草、煤炭、木炭做饭时，注意通风、排烟。

（2）雾霾防护：外出时，注意佩戴口罩，减少雾霾对呼吸系统的损害。

（3）保暖与通风：注意保暖，防止受凉，保持室内通风，避免呼吸道感染。

（4）合理饮食：保持均衡饮食，少吃多餐，避免过度饱食；选择易消化的食品，避免导致腹胀。不饮酒。

（5）补充营养：消瘦者应补充蛋类、肉类等优质蛋白，以维持正常身体功能。

（6）保证水分摄入：如无禁忌证（如心力衰竭、肾衰竭等），尽量保证水分摄入，不要等到口渴再喝水，防止痰液黏稠不易咳出。

（7）心理调适：保持心情舒畅、情绪稳定，避免过度劳累，保证充足睡眠。

2. 急诊处理

（1）症状急性加重：尘肺病患者如短期内出现咳嗽、咳痰或喘憋等症状加重时，应减少活动，尽快联系医生或到附近医院就诊。症状严重者应拨打急救电话。

（2）并发症的预防与处理：当尘肺病患者出现呼吸困难加重或嘴唇发绀、腿肿、腹胀、食欲差、胸痛、头晕、头痛或昏迷等症状时，提示可能发生严重并发症，应尽快就诊。

参考文献
REFERENCES

［1］中华人民共和国国家卫生和计划生育委员会．GBZ 70—2015 职业性尘肺病的诊断［S］．北京：中国标准出版社，2015.

［2］李智民．职业病临床理论与实践［M］．北京：人民卫生出版社，2022.

［3］李建生，谢洋，赵虎雷，等．尘肺病中医证候诊断标准［J］．中华中医药杂志，2023，38（4）：1671-1674.

［4］李建生．尘肺病中医辨证治疗概要［J］．中医学报，2019，34（11）：2261-2264.

［5］谢洋，赵虎雷，王佳佳，等．尘肺病中医症候和证素分布规律的文献研究［J］．中医学报，2019，34（5）：1117-1120.

［6］梁繁荣，王华．针灸学［M］．北京：中国中医药出版社，2021.

［7］李强，李迎红．图解穴位埋线疗法［M］．北京：中国医药科技出版社，2018.

［8］李桂兰，王娟．图解耳针疗法［M］．北京：中国医药科技出版社，2018.

［9］张磊，耿连岐．图解艾灸疗法［M］．北京：中国医药科技出版社，2018.

［10］郭笑冬，宗振勇．图解穴位贴敷疗法［M］．北京：中国医药科技出版社，2018.

［11］孙庆．图解推拿功法［M］．北京：中国医药科技出版社，2018.

［12］陈泽林．图解推拿罐疗法［M］．北京：中国医药科技出版社，2017.

致　谢
THANK

随着《尘肺病中医康复技术手册》一书的顺利付梓，我们满怀感激与欣慰。本书的诞生，汇聚了众多专家、学者及一线医务工作者的智慧与付出，彰显了团队协作的力量，可谓是众志成城、积厚流光的结晶。在此，我们谨向所有为本书编写提供支持与帮助的专家老师们，致以最诚挚的感谢。

首先，要衷心感谢第七批全国名老中医药专家学术经验继承工作指导老师、河南中医药大学博士生导师李建生教授。从最初萌生写书的念头，到目录的精心编排，再到专业内容的深入指导，直至最终成书，李老师都给予了悉心的教导和真诚的关怀。因此，本书不仅是尘肺病中医康复治疗的临床指导用书，更是对李老师在尘肺病中医辨证治疗方面丰富经验的一次总结。

其次，要感谢河南省人民医院呼吸与危重症科张晓菊主任及其团队。本书中关于尘肺病的评估及管理部分，主要参考了河南省人民医院张晓菊主任及其团队联合河南中医药大学第一附属医院、河南省第三人民医院（河南省职业病医院）共同编制的《河南省尘肺病基层诊疗技术规范（2022 版）》与《河南省尘肺病基层诊疗路径（2022 版）》。张主任团队的专业性和敬业精神，为本书的科学性和实用性打下了坚实的基础。

此外，特别感谢湖南省人民医院呼吸与重症医学科的主管心肺物理治疗师谷静老师，她对本书中的 6 分钟步行试验及生活质量评估的内容提供了专业的指导和建议。同时，中南大学湘雅医院的康复师曾德铭老师对尘肺康复基础知识的认真梳理，也为本书的完整性和深度作出了重要贡献。

另外，我们还要感谢陈丽霞、陈珊、崔文通、张世莹等同志，他们利用业余时间参与到本书的图片拍摄与制作、图文排版等后期工作中。他们的辛勤付出和专业技能，使得本书的呈现更加生动和完善。

　　感谢所有关注与支持本书出版的读者与同行们，正是有了他们的支持与鼓励，我们才有动力不断前行，为尘肺病患者提供更好的康复技术与服务。感谢基层尘肺病康复站的同道，正是他们治病救人的决心和深入临床的康复经验，使得本书更加贴近实际，更具指导意义。他们也激励着我们在尘肺病的中医康复工作与研究中坚持不懈、勇往直前，是我们勇于探索的不竭源泉。

　　最后，对所有支持和帮助过我们的人表示最诚挚的感谢。没有他们的帮助，这本书不可能顺利完成。通过编写团队的共同努力与不断探索，我们相信将会为尘肺病的康复工作贡献更多的智慧与力量。我们衷心希望本书能够为尘肺病患者的康复工作带来实际的助益，为尘肺病中医治疗的发展贡献一分力量。

王慧娟

2024 年 10 月